以"品管圈"为契机，开展自下而上的质量管理改进之旅，提升药事管理质量和药学服务水平，提高患者满意度，实现当代药师的职业价值！

医院药学品管圈活动已经开展了10年了，通过PDCA不仅提升了药事管理质量，也提高了药学人员的凝聚力！

品管十年，硕果累累；

砥砺前行，再创辉煌！

闫直省

江苏医院药学品管圈活动开展10周年，促进了医院药学的规范管理，提高了药学服务质量，锻炼了药师队伍，展现了新时代药师风采，可喜、可贺！

马传学

十年品管育新人
药学发展查新招

十年辛勤汗水凝结

累累硕果，数岁努力坚守

造就济济英才。

十年,从简单了解品管圈手法到娴熟掌握PDCA规则,大家付出了艰辛劳动,更多地收获了成果,其中失败的痛苦和成功的喜悦,点点滴滴都留在了圈员们的心间。值此江苏省药学品管圈活动开展十年之际,愿我们品管之路越走越宽,江苏药学事业更加辉煌!

魏青

品管圈 创新管理手法

引领药学品控质量：

包健安

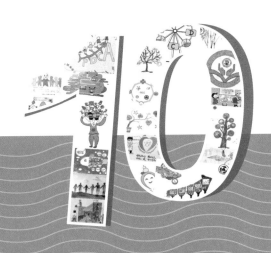

勇立潮头 扬帆前行

江苏省医院药学品质管理十周年专辑

主　编　苏　皖　周永刚

执行主编　王菁平

中国科学技术大学出版社

内 容 简 介

　　江苏省医院药学品管圈项目自2009年开展以来,在全省医院药学品质管理过程中成果丰硕,药学品质管理工作水平得到了显著提升。本书汇集了江苏省医院药学品管圈几届市区负责人、圈辅导员、圈员们的发展心得与感受,包括60多幅展现各市发展成绩的图片、40多篇发展心得、56幅手绘图画等。

　　本书适合各级各类医院药学科相关医护人员阅读。

图书在版编目(CIP)数据

勇立潮头　扬帆前行:江苏省医院药学品质管理十周年专辑/苏皖,周永刚主编.—合肥:中国科学技术大学出版社,2021.8
ISBN 978-7-312-05234-7

Ⅰ.勇…　Ⅱ.①苏…　②周…　Ⅲ.药品管理—质量管理　Ⅳ.R954

中国版本图书馆CIP数据核字(2021)第115278号

勇立潮头　扬帆前行:江苏省医院药学品质管理十周年专辑

YONG LI CHAOTOU YANGFAN QIANXING:
JIANGSU SHENG YIYUAN YAOXUE PINZHI GUANLI SHI ZHOUNIAN ZHUANJI

出版	中国科学技术大学出版社
	安徽省合肥市金寨路96号,230026
	http://press.ustc.edu.cn
	https://zgkxjsdxcbs.tmall.com
印刷	安徽联众印刷有限公司
发行	中国科学技术大学出版社
经销	全国新华书店
开本	787 mm×1092 mm　1/16
印张	11.5
字数	186千
版次	2021年8月第1版
印次	2021年8月第1次印刷
定价	108.00元

编 委 会

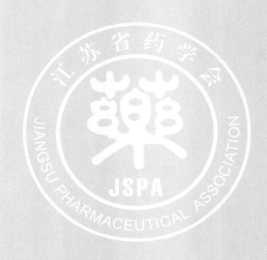

序

  江苏省医院药学品质管理项目自 2009 年开展以来,品管圈(Quality Control Circle,QCC)活动一直是其重要的组成部分。2009 年品管圈活动被江苏省医院药学行业正式引入和推行。韶光如驹,倏忽间已十年寒暑。经过众多药学工作者坚持不懈的长期努力,品管圈活动的规模和质量不断攀升,全省医院药学各领域各环节的管理制度更加健全、管理质量稳步提升。

  品管圈是采取发动员工,自觉自主、自下而上、由点到面持续地开展质量改进的活动。它已经成为一种独特的质量管理工具。自 1978 年中国的第一个质量小组(QC 小组)在北京内燃机总厂诞生以来,品管圈逐步开始在中国各行各业发展起来。2009 年,江苏省医院药学领域正式引入全面质量控制(TQC)的理念,并专程聘请台湾萧世荣教授培训及帮助推行品管圈活动,先在省内 7 家医院试点开展质量管理小组活动,再逐步向全省各市辐射,期间在江苏省医院药学专业委员会的推动、带领和指导下,品管圈每年都坚持开展地区级、市级、省级等各级培训汇报与交流活动。圈员们积极探索学习,全省品管圈队伍由星点之势不断蓬勃壮大。

  药学品质管理的脚步始终在路上,这是对医药工作精益求精的态度,也是做好医院药学工作的基石。十年来,各市品管圈在开展数量、推行部门、推动模式、实践策略、品管工具运用、活动范畴以及内涵品质等各方面深入发展,走出了极具特色的道路。每年在全国、全省、各市的各级各类品管圈大赛的赛场上,圈员们都用智慧与汗水换取了丰硕闪耀的成绩,在全国形成了很好的口碑与很大的影响力。

  十年打造而成的品管圈,全面提升了江苏医院药学基层一线整体的管理素质。品管圈不仅提高了工作效率,降低了时间成本,预防了突发问题,促进了药品质量安全，而且还创立了和谐、充满活力的药学团队文化，最终提高了药学领域的综合质量。品管圈已成为江苏药师脑中的智慧石、眼中的改良方、心中的凝心剂。

《勇立潮头　扬帆前行：江苏省医院药学品质管理十周年专辑》一书，为江苏省医院药学品管圈项目十周岁献上了一份特别的贺礼，其中不仅倾注了江苏省医院药学专业委员会领导的热忱与心血，也与一届届品管圈执行长、地区负责人的辛劳与付出息息相关，更浓缩了全省药师的智慧与汗水、坚持与成果。

该书由江苏省医院药学专业委员会精心筹备，各市积极征集稿件，圈员们也发挥所长踊跃投稿。该书总结了江苏省医院药学品管圈的发展历程，对今后更多个十年的全省品管圈项目的飞跃推进有着积极的借鉴意义。

谨以此书为江苏省医院药学品质管理十周年献礼！

江苏省药学会

2020 年 10 月

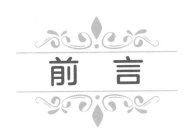

前　言

　　2009年江苏省医院药学品管圈项目正式成立,值此十周年之际,江苏省医院药学专业委员会特地奉上这本专辑。

　　医院药学品质管理发展的十周年是江苏省医院药学品质管理发展道路上的重要阶段,而品管圈活动是品质管理项目的重要组成部分。江苏省医院药学品管圈项目自成立以来,在江苏省药学会的带领下,在江苏省医院和药学部门领导、四届品质管理执行长、各地区历任负责人及全省医药同仁的长期坚持和不懈努力下,周而复始地开展全面质量持续改善活动(PDCA),即"计划(Plan)—执行(Do)—检查(Check)—处理(Act)",历经十年耕耘,品管圈日益发展壮大,收获了丰硕璀璨的成果。

　　从2009年的一个圈到第一期开展时的7个圈,再到今天的163家医院、376个圈,从十年前的星光点点到今天的星河璀璨,从一个圈队的建立到一个管理品牌的育成,各地区积极推进,克服各种困难,从无到有,从弱到强,几代品管圈员们牢记使命,在追求品质的道路上愈战愈勇、硕果累累。十年来,圈员们也曾有过困惑、迷茫、焦虑,甚至想过放弃,但最终认识到,只有依托品管圈的实践经验和成果,以创新赋能为内容,融合发展,探索打造新型品管成果,才能使品管圈这个品牌焕发出更加耀眼的光彩。越来越多的药学部门通过探索课题研究型品管圈,使岗位工作焕发生机,越来越多的高质量创新成果涌现在品管圈活动中,这些进步凝聚了几代地区负责人、圈辅导员、圈员们的智慧与心血。

　　江苏省医院药学品管圈发展的十年,是一批又一批圈员们携手相伴、共同成长的十年。君子豹变,品管圈在医院药学品质管理的改进中成长、升跃、飞翔;不忘初心,品管圈始终在不渝的坚守中熔铸品质灵魂。新老圈员们在一期又一期的品管圈活动中发扬踔厉、精耕细作、大胆创新，以工匠精神追求药师们心中臻于完美的品质，含英咀华、披沙炼金，力求把最优秀的成果分享给业界同行。

"风雨兼程，十年辛苦不寻常"，为了充分展现十年品管之路的发展成就，答谢十年来为江苏省医院药学品质管理发展付出诸多心血的领导及圈员，江苏省医院药学专委会组织各地区积极投稿，编纂了《勇立潮头 扬帆前行：江苏省医院药学品质管理十周年专辑》一书。

本书共收到各地区的来稿与图片300多份，内容涵盖了各市发展成果的展示、各市发展历程的介绍、各市推选的优秀品管圈的成果案例、圈员们参与活动的情怀心语、圈员亲笔自绘的精美图画等。另外，大家还可以通过扫描下方二维码，下载江苏省品管圈十年来的优秀成果汇报书。在此对组织投稿的地区领导、积极投稿的圈员们致以最诚挚的谢意！

品管圈十年的发展和成果离不开领导们和圈员们长久不懈的努力与坚守，是年年岁岁活动成果的精华汇集，更是年年岁岁智慧与汗水的精华汇集。十年时光弹指一瞬，当大家手捧此书时，寻到书页里一张张熟悉的笑颜，品起圈员们一句句发自肺腑的心声，回忆曾经并肩摸索奋进的点点滴滴，也许会探得品管圈活动伴随工作、生活和成长的丝丝温度与沁人心怀的缕缕芳香，也许会蓦然惊喜地发现品管圈已然成为心中难以割舍的老朋友、工作中亲密无间的小助手，这也正是出版此书的另一重构想。

本书的顺利面世，要特别感谢江苏省医院药学专业委员会的孟玲主任委员，江苏省药学会胡琰、董培智、崔平、季秀平等领导，魏青、宋小骏、包健安、周永刚四位总执行长，以及各地区（片区）负责人的辛勤付出和全力推进。

由于编撰水平所限、考虑不周，书中难免存在疏漏与不足，恳请广大专家和同仁给予批评指正。

编委会

2020年10月

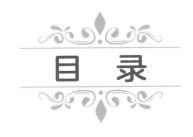

目　录

上篇　江苏省各市品管圈发展简介

下篇　圈员感言

附 录

上　篇

江苏省各市品管圈发展简介

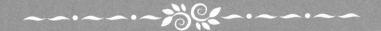

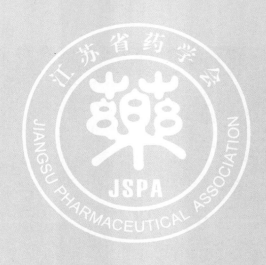

1 南京市医院药学品管圈

2019年,对于南京市医院药学品管圈活动的参与者来说意义重大——我们迎来了项目开展十周年的重要时刻:从2009年南京市医院药学品管圈项目正式启动到今天,品管圈项目在全市医院的推广和发展迎来了十周年纪念日。十年的栉风沐雨,我们坚定从容、携手走过;十年的坚持不懈,我们迎风怒放、不负芳华。在全市医院药学人的共同努力下,品管圈活动从小到大、由弱变强,逐渐发展成为南京市医院药学专业委员会的品牌项目和明星项目。

回首这一路走过的风雨历程,我们深感成绩来之不易。十年前的首届品管圈活动,我们是赤手空拳、从零开始;作为全省首批开展品管圈活动的城市,南京地区仅有5家医院、8个圈、80名药师参加活动。十年之后,我们见证了品管圈的快速发展之路:14家医院、32个圈、400余位药师参与品管圈活动。呈现在我们眼前的景象是星星之火已经燎原。从最初的小范围探索到现在的广泛推广,品管圈活动在全市范围内已经得到全面开展。在学习使用"品管圈"这一优秀的持续改进质量的工具的过程中,药学会和各家医疗机构都积累了丰富的管理经验,在提升"品管圈"数量的同时,也大幅度提升了其质量、深度、广度。特别是活动类型,从"问题解决型"逐渐向"课题达成型"发展,从解决调剂部门内差的主题转到以提高临床药师的药学服务能力的主题,活动内容不断丰富,活动层次不断升级,活动类型不断多样化。

以工匠精神淬炼,以主人翁意识参与,以求知者身份摸索,以品管圈手法打造属于自己的个性名片。

——中国人民解放军第八一医院"进∪圈" 骆峥、毛丽

时光不负坚守、成功源于实干，发轫于十年前的那个美好愿景如今正在一步步成为现实，我们加强医院药学全面质量管理和持续质量改进的道路越走越宽。

　　今天，我们记录下这重要的时刻，只是为积蓄力量、重新出发。我们期待着下一个十年，能够书写南京药学QCC活动更多的美丽篇章。

　　激活思维活性，聚合圈员意见，点燃思想火花，萃取思想精华，析出品管成果，沉淀药学文化。

——中国人民解放军第八一医院"进U圈" 刘婷婷、姜文清

2 苏州市医院药学品管圈

从 2008 年到 2019 年,苏州市医院药学品管圈的发展走过了不平凡的十年。2008 年初,苏州大学附属第一医院在缪丽燕院长的带领下引入了台湾地区的品管圈理念,针对门诊药房及西药库存在的一些管理不足进行了 PDCA 循环,积累了大量管理经验,从那时起品管圈项目就在苏州市各大医院落地开花。2012 年,苏州市第一期品质管理持续改进成果发布会进行时,苏州市范围内已有 5 家医院、17 个圈参加,自此之后规模不断扩大,2019 年已有 19 家医院、62 个品管圈参加。苏州市品管圈内容涵盖合理用药、用药差错减少、药学服务流程改善、服务满意度提升等多个药学服务品质方面,从最初的问题解决型品管圈转变为课题研究型品管圈,多次获得国家、省、市级奖项。品管圈项目的开展解决了药学部门管理中存在的诸多问题,提升了医院药学部门的管理水平。

未来,我们相信在江苏省药学会医院药学专业委员会的领导支持及各位专家的悉心指导下,苏州市各家医院必将更加努力,不断创新,实现 PDCA 循环,持续提升医院药学品质管理水平。

带动新的同仁了解并参与品管圈!

——江苏省人民医院住院药房"星心圈" 李茜

3　无锡市医院药学品管圈

　　自2013年江南大学附属医院(无锡市第四人民医院)第一次代表无锡片区参加江苏省药学会组织的比赛以来,品管圈活动开始进入无锡市药学人的日常工作中。2014年,无锡市人民医院、江阴市人民医院正式开展品管圈活动,随后无锡市多家医院纷纷紧跟步伐,到2018年无锡市所有三级医院药学部均开展了品管圈活动,众多热情、积极的医护、医技人员参与其中,并在各个方面都有所作为。

　　品管圈是一种科学的管理工具,用以查找问题、分析问题、解决问题。它是由在同一工作场所工作的工作性质相近或相关的基层人员组圈,以自动自发的精神,利用头脑风暴法等多种方法充分结合群体智慧,集思广益,按照一定的活动程序,应用PDCA循环理论,剖析实际问题、深入分析原因、设定活动目标、制订计划并进行对策整改及实施来解决工作中的主要问题。有一位同仁曾这样说:"无论是什么行业,什么部门,有人的地方就适合实施品管圈活动,因为品管圈活动完全符合人类的需求。"品管圈到底是什么呢? 抛开书本上的定义,在我们这里,品管圈就是众多成员智慧的集合,它不仅影响着个人能力的提升、科室服务水平的提高,还影响着整个医院资源的合理化分配,将促进整个药学,甚至整个医疗行业的进步。

　　开展品管圈活动起初必定是困难的,困难在于我们是在走一条没有前辈走过的道路,活动开展没有先例可循。活动刚开展时,圈员们都有一种云里雾里的感

　　学会了用QCC的手法来发现、分析、解决问题。

——江苏省人民医院住院药房"星心圈"　曹飞

觉,数据统计、柏拉图、查检表……这些都是从未接触过的东西,只能通过不断地买书学习、上网查资料、询问老师等办法摸着石头过河。所幸全体圈员都富有激情,每位圈员都能积极参与,所有的成果都凝聚了圈员们的大量心血,花费了圈员们大量的业余时间。正是有了圈员们的团结合作,品管圈活动才得以顺利持续开展,才有了一次次成果报告,同时圈员们自身的专业知识不断得到了丰富,发现问题、解决问题的能力也得到了大大提升,从而促进了我们更好、更全面地开展药学服务。当然,院部领导的支持也是必不可少的,正因为有了他们的大力支持和全体圈员积极的参与,品管圈活动才得以顺利开展。

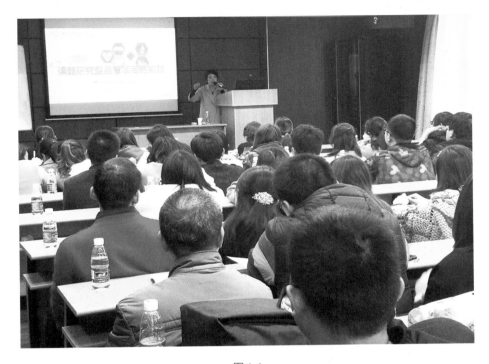

图1.1

大家遇到问题时能共同解决,增加了凝聚力。

——江苏省人民医院住院药房"星心圈" 张丽

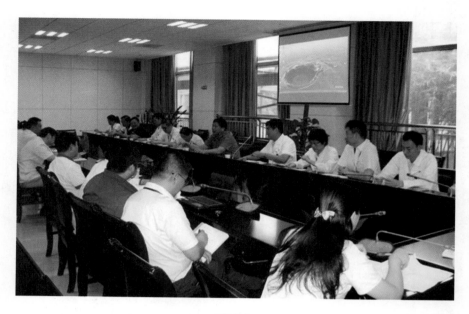

图1.2

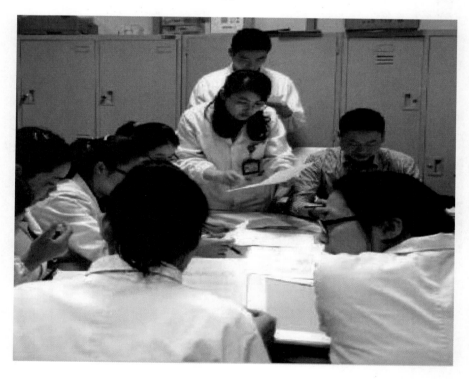

图1.3

活动增强了每个人的责任心和自信心。

——江苏省人民医院住院药房"星心圈" 朱璇

努力是一切活动的前提。有了激情和目标之后,我们也要为之付出努力。无锡市的品管圈活动前前后后举办了六届,为了把亮点呈现在专家面前,我们查阅了大量的文献,不断收集数据,不断修改分析数据。多少个夜晚我们都在挑灯夜战苦思冥想,但大家都没有怨言。集思广益并不像口头上说得那么简单,我们既经历了相顾无言,也经历了激烈辩论,我们的每一点进步,都是加班加点换来的。我们始终相信有付出必将有收获!

品管圈展示的并不是简单的思想报告,如果要呈现完整的思路,那么就要经历撰写完整的结题报告、制作PPT、现场演练三个步骤,它们决定了该品管圈在比赛中究竟能走多远。最初的成果相比之下总是略显粗糙,但这是圈员的集体智慧结晶,是圈员们数月辛苦劳作的结果。圈员们不断修改PPT,排练动作,学习演讲,最终取得了不错的成绩,2013年江南大学附属医院(无锡市第四人民医院)的"钥匙圈"获得省三等奖,在后续的几年里,所有的努力都得到了回馈。2014年无锡市人民医院的"向日葵圈"在江苏省的医院品管圈大赛中得到了金奖,江南大学附属医院(无锡市第四人民医院)的"星心圈"获省级铜奖;2015年无锡市人民医院的"蜜蜂圈"获省级银奖,江南大学附属医院(无锡市第四人民医院)的"携手圈"获省级优胜奖;2016年无锡市人民医院的"蜜蜂圈""凝药圈"分别获得省级最佳计划奖、优胜奖,江南大学附属医院(无锡市第四人民医院)的"齐进圈"获得全国二等奖和省级铜奖;2017年无锡市第二人民医院的"啄木鸟圈"、江南大学附属医院(无锡市第四人民医院)的"优抗圈"获得省三等奖;2018年江南大学附属医院(无锡市第四人民医院)的"绿畅圈"、江阴市人民医院的"同心圈"获得省级优胜奖。还有无锡片区的其他医院,虽然未参加过省级以上比赛,但是他们的品管圈工作也开展得如火如荼,毫不逊色,比如无锡市儿童医院、无锡市惠山区人民医院在江苏省医院协会组织的品管圈比赛中同样获得了很好的成绩……

营造了药房积极向上的氛围。

——江苏省人民医院住院药房"星心圈" 段玉琴

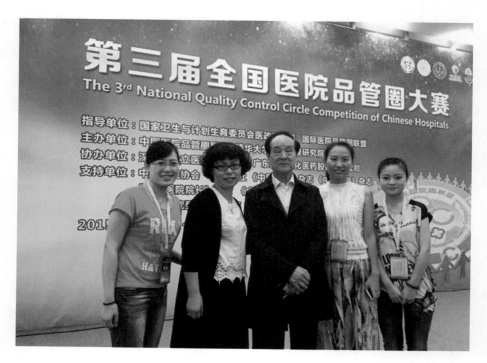

图1.4

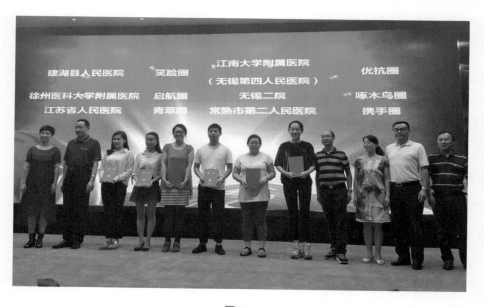

图1.5

真的感受到了团结就是力量！

——江苏省人民医院住院药房"星心圈" 刘晓芬

回顾开展品管圈活动的这几年，我们深切地体会到"人不进则退""有压力才有动力"。品管圈不仅教会了我们用科学的方法来解决工作中的问题，也让圈员之间的感情变得更加深厚。各圈员的沟通协调能力、团队合作精神、积极性、责任心和自信心都得到了显著提高，自我价值得到了实现，这些都为药学大家庭的可持续发展奠定了良好的基础。尤其是在门诊药房实施品管圈活动，不仅提供了正确、高效、优质的药学服务，还提高了患者对药房药师服务的认可度，间接提高了患者满意度和信任度。品管圈活动的成功开展提升了医院整体品牌形象，充分发挥出基层医院的作用，符合国家医改的发展方向，让病人留在基层。同时，使患者用药更加放心与安全，保障了患者生命安全，符合以患者为中心的服务理念。

"一滴水只有放进大海才不会干涸。"彼此间合作才能更好地完成工作。尽力做有意义的事，这是这么多年品管圈活动教会我们的，与诸位共勉。

后续的持续改进，让我工作更有责任心！

——江苏省人民医院住院药房"星心圈" 韩方龙

4　盐城市医院药学品管圈

十年的风雨铸就了十年的成就,十年来的点点滴滴感觉就在眼前。十年前,在江苏省药学会医院药学专业委员会领导的关心支持下,在各级专家的精心指导下,盐城市药学会医院药学品管圈活动从无到有,从对品管圈工具一无所知到现在得心应手,从2012年开始的3个圈到现在的31个圈,从起步时的重在参与到现在在各大品管圈比赛中崭露头角。十年来,在盐城市药学会领导及院领导的支持下,我们盐城市的各圈学会了利用品管圈这种管理工具查找问题、分析问题、解决问题;利用头脑风暴等多种方法充分激发群体智慧,集思广益;应用PDCA循环理论,剖析实际问题,深入分析原因、设定活动目标、制订计划并进行对策整改及实施来解决主要问题。有些圈还开展了课题达成型的品管圈活动,让我们从开始的发现问题、解决问题进一步地向构建新模型、创造新形式迈进,更好地服务临床,服务病人。

十年前,江苏省药学会医院药学专业委员会给我们提供了医院药学品管圈这个平台,使品管圈成为药事质量控制最有效的工具之一。多年来,我们一直在江苏省药学会医院药学专业委员会的关心和指导下不断成长。近十年的品管圈活动在盐城市各医院等级评审工作中起着至关重要的作用,品管圈活动也给各医院的管理带来了质的变化,促进了医院药学质量与安全的持续改进。

常言道:"有付出才有回报。"当盐城市各个圈在江苏省乃至全国的品管圈大赛上崭露头角的时候,我们深深体会到一个团队取得的成绩,团队中的每一个人都功

每个步骤都是大家集思广益的结果,一分耕耘一分收获!

——江苏省人民医院住院药房"星心圈"　马祝悦

不可没。虽然在过程中充满了各种艰辛和汗水,但我们庆幸当初能抓住这个机遇,完成自我挑战。

回顾十年历程,我们为成为盐城市药学会医院药学品管圈活动的奠基人感到骄傲,我们脚踏实地,用辛勤的汗水浇灌了盐城市药学会医院药学品管圈活动的发展,我们是光荣的劳动创造者。十年来,我们和盐城市药学会医院药学品管圈风雨同舟,已经结下了割舍不下的感情;十年的品管圈活动,帮助我们盐城市各医院解决了很多工作中的实质问题,提升了医院的管理品质。

展望未来,我们充满信心与希望。相信在江苏省药学会医院药学专业委员会的领导与支持下,在各位专家的精心指导下,以及盐城市各圈的努力下,我们将会迎来下一个更加灿烂辉煌的十年。

流程得到优化,质量得到提高,医患双获益!

——江苏省人民医院住院药房"星心圈" 顾中盛

5　南通市医院药学品管圈

南通,"据江海之会、扼南北之喉",如诗的濠河,如画的狼山,如梦如幻的风情,如波如涛的岁月。这座城市因为拥有了长江,而有了它的壮阔与浩瀚;这座城市因为拥有了大海,而有了它的澎湃与胸怀;这座城市因为拥有了山脉,而有了它的宽厚与俊美。南通的药学人,带着这份感恩和迷恋,迎着风,追着梦,憧憬着,畅想着……

曾几何时,在药学人心中,处方点评是自娱自乐的文字游戏,医嘱审核是形同虚设的自欺欺人,处方干预是声如细纹的怯懦苟且,临床查房是偏居一隅的自安,而药学会诊更是胆战心惊的壮烈。我们自己仿如陀螺在小圈子里愈转愈慢,愈转愈慢……

因为遇见——价值的回归

"所谓伊人,在水一方。"遇见品管圈(QCC),仿佛迷途的人找到归家的路。十年伊始,品管圈在江苏的大地,更在药学人的心中生根发芽,仿佛一片沃土,有了盎然春意。姗姗来迟不是你的推脱和无视,因为我要在最好的时机遇见最美的你。直到有那么一刻,如蝉爬出了焦土,似蝶突破了蛹壳,仿佛枯枝抽出了新芽。我们没有狂妄自大的资本,也没有在妄自菲薄中沉沦,在品管圈中我们寻找自己的定位,寻找药学的突破口,我们学会了发声,学会了成长,敢于正面自己的渺小和怯

周而复始、循环往复,大道至简、衍化至繁。品管圈教会了我这个道理。

——江苏省人民医院妇幼药房"一圈" 项涛

勇立潮头 扬帆前行：江苏省医院品质管理十周年专辑

弱。一点点、一滴滴地浸润，润物细无声般春风化雨，从品管的架构学起，起圈名、设计圈徽、定主题；绘制柏拉图、鱼骨图，找真因；头脑风暴、政策实施，边学边做，不断突破，不断成长。

初出茅庐——初露的锋芒

2014 年，南通市第一人民医院同心圆圈结合实际工作，拟定"降低门诊药房调剂内差件数"为主题，踏踏实实，从零学起，一点一滴积累，学会各个步骤、各种方法、各种分析。圈员们秉承着"团结协作、大医精诚"的精神，代表南通参加江苏省品管圈大赛。凭借稳健、投入、情感和激情，他们最终获得最佳表现奖。零的突破，从零到一的质变，让兄弟城市看到了南通药学人的魅力和奋勇直追的勇气。自此以后，南通市药学会再接再厉，动员更多的医院药学人加入到品管圈的队伍中。虽然起步晚，但他们紧抓时代脉搏，高标准严要求，找准目标，做出了特色做出了品质。

集思广益——质量的攀升

医疗质量管理的持续改进是医院发展中的永恒主题，必须做到常态化、规范化、持续化。品管圈的模式：PDCA 循环包括了计划（Plan）、实施（Do）、检测（Check）和处理（Act）四个步骤，每一次循环都是一次质量的改善，是医疗机构全面质量体系管理所应遵循的科学程序，是开展医疗质量管理活动的科学手段。在南通市药学会医院药学专业委员会的推动下，南通市医院品管圈建设如火如荼、踏踏实实、不忘初心，紧紧抓住"以患者为中心的合理用药建设"的时代特色，集思广益，围绕着日常工作的难点，从问题入手，从科研入手，从目标入手，结合每家医院党政工作目标要求、科研题目和实际工作中遇到的难题，积极转变药学服务模式，加快药学服务高质量发展。

结识品管圈是一种缘，何其有幸！

——江苏省人民医院妇幼药房"一圈"　丁一

全面开花——燎原的星火

丰子恺说:"不乱于心,不困于情,不畏将来,不念过往,如此,安好。"这是对十年品管之路最好的注解:不让杂事扰乱自己的处事决心,意志坚定;理性对待问题,不感情用事;对未来充满信心,有着必胜的信念;不让往事成为自己的牵绊,束缚自己的思想。十年的品管之路是医院药学蓬勃发展之路,是药学工作者从身边出发、从困难出发、从心出发,找准定位、突破瓶颈、树立价值、完善自我的过程。十年的品管之路,已经从开始的降低调配差错、提高患者满意度、提高工作效率发展到提高不良反应上报、提高抗菌药物合理使用、改进临床药学服务模式,再到多部门联合提高医疗质量、多学科完成科研设想。从简单的处理问题,到实现个人价值,到论文、课题、成果、专利硕果累累,品管圈已从点点星火发展到了燎原之势。2018年南通市医院药学品管圈在省品管圈比赛中再创佳绩,取得2个银奖、5个铜奖、1个最佳表现奖的好成绩,陈伯华主任作为南通片区执行长荣获"最佳辅导员"奖。

"云散长空雨过,雪消寒谷春生。"品管圈带给南通药学人的是披荆斩棘,砥砺磨炼;是价值的认可,初心的回归;是晴空万里,云散雪消。十年品管路与其说取得了丰硕成果,不如说我们还在路上,因为只有在路上,我们才不会停止行者的脚步;只有在路上,才能够认识路的标识,有苦也好,有痛也罢,行者无疆,四面八方!

勇立潮头 扬帆前行:江苏省医院品质管理十周年专辑

品管圈,跨界的知识,拓展了我的视野!

——江苏省人民医院妇幼药房"一圈" 李伯阳

6　淮安市医院药学品管圈

　　2013年开始,淮安市医院开始加入到江苏省医院药学品管圈这个大家庭中。一直以来,淮安片区高度重视医院药学品管圈的发展与推广,通过走出去、请进来的方式,让各位圈员对品管圈的知识有了深刻的了解。

　　经过六年的发展,淮安片区从开始的一家医院两个圈壮大到如今的十余家医院十余个圈,培养出一个个强大的品管圈队伍;通过小组发挥力量,持续改进工作质量,提高品质,进而形成自我发展和小组内相互发展的格局。

　　"患者安全,从我做起"不仅仅是医生护士的责任,更有我们药师的一份担当。品管圈的核心价值是发展小组成员的自我能力,实现自我价值,让工作场所充满生机和活力。从而让团队的智慧凝结成一个管理流程,让一线人员实施起来更符合实际,以激发他们的积极性,做好医疗安全质量的管理工作。转眼间我市医院药学品管圈已经开展了六年时间,各医院药学部都积极参加,既有老药师的经验传承,也有年轻药师的活力与创新,全体圈员们积极主动、热情洋溢,充分展示了药师的风采,体现了各个部门的药师在保障药品质量、保证患者用药安全的决心。

医疗安全无小事,品质管理来护航!

　　　　　　　　　　　　——江苏省人民医院妇幼药房"一圈"　赵午煦

7 宿迁市医院药学品管圈

宿迁市医院药学品管圈起步较晚。2014年,南京鼓楼医院集团宿迁市人民医院、沭阳县中医院等开始开展品管圈活动,就像一个蹒跚学步的孩子,虽有跌跌撞撞,却充满激情与快乐。2016年,省里成立徐州宿迁片区,南京鼓楼医院集团宿迁市人民医院急诊药房"仁济圈"首次参加展示,获得徐州市药学会二等奖,省药学会优胜奖;2017年成立宿迁片区,宿迁市药学会组织举办品管圈培训、中期汇报、比赛,最终选送南京鼓楼医院集团宿迁市人民医院临床药学室"同心圈"参加省级比赛,获省药学会最佳执行奖;2018年选送了三支队伍参加省级比赛,宿迁市洋河人民医院"和谐圈"获省药学会新圈组金奖,南京鼓楼医院集团宿迁市人民医院临床药学室"同心圈"获省药学会课题研究型银奖,宿迁市第一人民医院药学部"药尘圈"获最佳团队奖,宿迁市第一人民医院药学部主任车道标获得最佳地区长奖。我们曾遇到过困难,迷失了方向,品管圈活动停滞不前,也曾为赢得比赛而兴奋不已。我们走过了一段曲折与光明相伴,欢笑与泪水同在的漫长道路。

"筚路蓝缕启山林,栉风沐雨砥砺行。"从2014年到2019年,我们见证了宿迁市医院药学品管圈的发展。今后我们仍将满载豪情、凝心聚力、奋勇前行、再创佳绩!

品管圈,集人才于一处,消顽症于无形,使用得当,便是管理利器!

——江苏省人民医院妇幼药房"一圈" 李想

8　镇江市医院药学品管圈

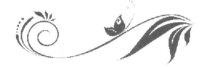

　　在江苏省医院药学专业委员会的领导关心下,镇江市医院药学品管圈于2011年10月成立。

　　十年历程,充满汗水;十年成长,满载收获。一路风雨充满了各种艰辛,但也是对自我的一种挑战。喜悦的是,努力付出终会有收获,工作流程中存在的问题得到了改善,各位圈员在学习中也获得了成长并展示了独一无二的魅力,团队也变得更加有凝聚力。

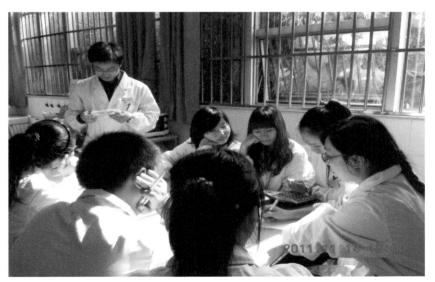

图1.6

品百草之性,管药剂之事。圈点点滴滴,筑十年之心。

——江苏省中医院药学部"百草圈"　黄然

一次次的圈会,是我们思索的反馈;一串串的数据和表图,一次次的成果汇报,是希望我们能变成更好的自己,能更好地做本职工作,从而自信地面对患者的信任,无愧于他们,无愧于这份职业。

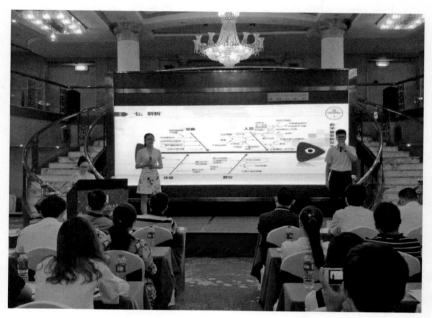

图1.7

　　历经十年,从最初的懵懂尝试,到大部分圈员都熟练地掌握了品管圈这一质量提升工具;从首位圈长上台的战战兢兢、忐忑不安,到现在大部分圈长、圈员上台时的镇定自若、妙语连珠,品管圈活动提高了药剂科同仁发现问题、解决问题的能力,为药剂科发掘了一大批青年骨干,培养了一批管理人才,提高了药事管理水平,为医院药剂科今后的发展奠定了坚实的基础。更为重要的是,品管圈提高了医疗质量,提高了医院的管理水平,提高了患者满意度。

　　春去秋来,时光荏苒,每一年、每一个瞬间,那些辛勤与收获的画面不停浮现,任岁月在回忆里流连,穿越那一路青春的蜿蜒,历经十年,品质管理的初心依旧不变,前路修远,药学服务的热情一如从前!

　　十年踪迹十年心,品管一路相伴行。

——江苏省中医院药学部"曜济圈"　周竹琇

9 扬州市医院药学品管圈

　　扬州片区的品管圈始于2011年江苏省药学会举办的第一期。刚开始是几家综合性三甲医院药学部参加，也就三四个圈；前六期扬州和泰州为一个片区，随着圈数的不断增加，扬州成为独立片区。辖区内几乎所有二级以上医疗机构药学部都参与其中，每期的品管圈活动都留下了年轻药师们成长的足迹，在他们看来，品管圈是质量管理方法中的精品。陆续出现的"鲤鱼圈""苏欣圈""五味圈""锐进圈""同心圈""成城圈""螺钉圈""知行圈""领航圈"等品管圈，从问题解决型到课题研究型，它们在药学品质管理活动中一路向前。我们需要的不仅是荣誉，以及自我的满足；我们还需要一种万众一心的巨大驱动力。有了它，我们就能推动药学服务不断向前，为了达到这一目标，我们理应携手并肩、和衷共济。

品管十年，初心不变，百草相随，情谊绵延。

——江苏省中医院药学部"曜济圈"　周竹琇

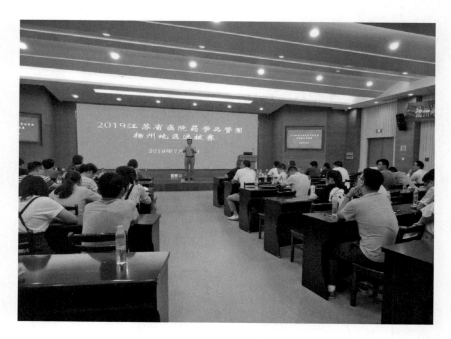

图1.8

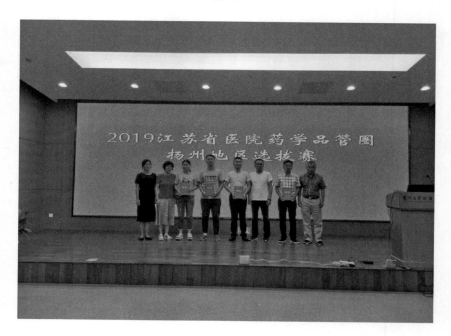

图1.9

没有天生的信心，只有不断培养的信心。

——江阴市人民医院门诊药房"同心圈" 胡斌

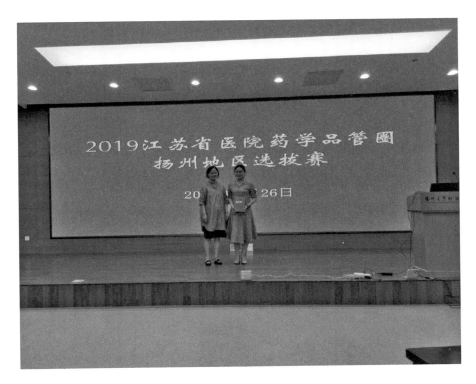

图1.10

只有有耐心圆满完成简单工作的人,才能轻而易举地完成困难的事。

——江阴市人民医院门诊药房"同心圈" 孙晓倩

10　泰州市医院药学品管圈

　　泰州市医院药学品管圈活动开展于2013年,先期参与扬州泰州片区的活动,2016年后泰州市独立开展活动。目前,全市二级以上医院的药学部(药剂科)都有自己的品管圈,每年正常开展活动的圈有25～30个。

　　泰州市医院药学品管圈从无到有,从一两个医院发展到全市所有二级以上医院都有自己的圈,这里面倾注了江苏省药学会医院药学分会和泰州药学会及兄弟医院无私的帮助。正是领导们的精心组织、专家们的精彩培训、兄弟医院的示范引领,泰州市的医院药学品管圈才由最初的"星星之火"发展到现在的"燎原"之态,而泰州市各医院通过品管圈进行药学质量持续改进活动,也得到了各医院领导、泰州市卫健委领导的重视和肯定。

我们的岗位虽平凡,但因着我们的作为而变得不平凡。

——张家港市第一人民医院静脉配置中心"片瓦圈"　张澜译

11　常州市医院药学品管圈

我们最早接触品管圈,是在真儒大酒店的一次讲座中。这个讲座是我市德高望重的游一中主任组织的,并邀请到了外省的专家过来讲课。全市所有医院的药剂科主任和班组长都聆听了报告。我们了解到品管圈是指由工作性质相近或相关的人共同组成的一个圈,该圈本着自动自发的精神,运用各种改善手法,启发个人潜能进行品质管理活动。这个概念令我们耳目一新。

后来,我们又参加了省里每年的培训,并实地参观了省里品管工作开展得好的医院。我们一边学习,一边结合工作实际开展品管圈活动。通过这些年的发展,品管圈从最初传统的问题解决型到近两年课题达成型,涉及药房库存管理、药学服务质量、合理用药水平、制剂工艺的提高等多个方面。在省里的各项比赛中,我们也逐渐崭露头角,获得过铜奖、银奖,甚至在全国医院品管圈比赛中获得了佳绩。

通过这些年品管圈活动的开展,我们收获了很多。

我们学习了品管圈的十大手法,如柏拉图、甘特图、直方图、流程图和雷达图等。以前觉得作为药师的我们,不需要运用这些知识,但是品管圈带给我们无限可能。运用这些工具,我们从杂乱无章的表象中分析了要因和真因,了解到各问题的症结所在,从而有的放矢地采用各项对策,逐个攻破难题。这种理念贯穿到了我们平时的各项工作中,甚至是生活中。我们现在学习的东西,是一辈子的财富,不仅能提升处理危机的能力,还有利于更好地服务患者。

微笑发出每一粒药,用责任心守护好每一张处方,用热情收获病人的每一声"满意"。

——江苏省苏北人民医院药库"药供圈"　陈春玲

品管圈的活动方式改变了过去一成不变的领导分配任务的模式,每一位圈员都是主人翁,人人参与的方式增加了大家的责任心和归属感。尤其是课题达成型品管圈活动的开展,需要大家动手查找文献资料,有助于让大家养成主动学习的习惯。在遇到困难时,大家一起开动脑筋、群策群力,只要有一颗做好品管圈的恒心,那么困难和分歧最后都会迎刃而解。

品管圈活动提高了大家团结协作的能力并增进了友谊。现在大家都会主动提出问题,一起商量对策和拟订方案。这不仅仅是圈的活动,也是同事之间沟通的桥梁,增进了同事间的默契和协作。圈员之间如果有需要帮助的,那么大家都会同心协力、相互帮助,毕竟一个人的力量远远没有团队的力量强大。有了愉悦的环境,大家的潜能便能得到发挥,工作就能顺利完成。

多少个中午,品管圈人围坐在一起,讨论着对策;多少个夜晚,品管圈人在电脑前做着甘特图、柏拉图。每一次圈主题的完成,都标志着我们一项工作的改善和进步;每一次标准流程的建立,都意味着我们脚踏实地向前迈进了一步;每一个奖项的获得,背后都凝结着我们每一位圈员的辛苦努力。通过多年的品管圈工作,药学服务的深度不断被挖掘,药学服务范围不断被拓展,药学服务质量不断被提高。集体的智慧是无限的,我们希望利用品管圈这个工具,通过不断的学习和实践,追求更大的发展。

开展品管圈活动,提高医疗质量与安全管理是医院管理的基石。

——无锡市人民医院药学部"向日葵圈" 蔡卓倩

12　徐州市医院药学品管圈

　　徐州市药学会医院药学品管圈活动,在江苏省药学会医院药学专业委员会领导的关心支持下,从无到有,从有到优,从优到精,从2012年开始的寥寥数个圈到现在的35个圈,从只有问题解决型的品管圈活动发展到开展课题达成型品管圈活动,十年历程,十年磨砺,十年探索,十年深情。

　　徐州市医院药学品管圈活动从刚启动到今天,各家医院从不知品管圈为何物到现在能对品管圈工具运用得得心应手,从重在参与到现在能在国家医院品质管理比赛中取得一席之地,这中间有太多的艰辛、太多的回忆。

　　我们感激认真努力、真心付出的自己,正因有大家的付出,才有徐州市品管圈的茁壮成长。未来,我们徐州市医院药学品管圈依然会继续努力前行,促进药事质量与安全的持续改进,致力更好地服务医院、服务病人。

　　走出去、请进来,坚持学习和实践才能不断深入品管圈活动,提高工作质量。

——无锡市人民医院药学部"向日葵圈"　吴美芸、葛星

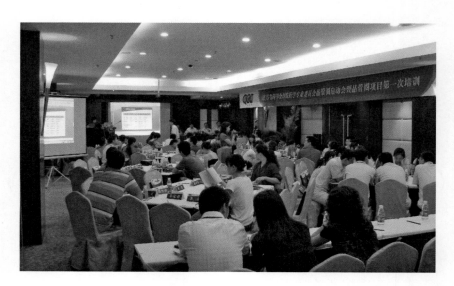

图1.11

QCC让我们携手并进，努力完善自我，追求精益求精，献身医药事业发展。

——无锡市人民医院药学部"向日葵圈" 汪亮、徐靓

下 篇

圈员感言

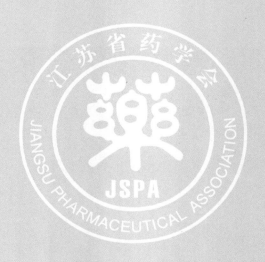

1 "进 U 圈"的十年成长礼

中国人民解放军第八一医院"进 U 圈"

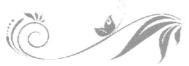

呱呱坠地

2012 年 3 月,"进 U 圈"在住院药房诞生了,它就像一个初生的婴儿,嗷嗷待哺,需要中心药房每一个圈员的精心呵护,它的名字代表着中心药房药师们对住院药房全面实现优良药房管理发展的美好愿景——"进 U",谐音"进优""精优",代表进步、优秀、技术精湛,代表我们希望向患者提供优良药学服务的最终目标。我们的每一个圈员将通过一次次品管圈活动,跳出舒适圈,跨入优秀药师的圈子,成为药学服务界的精英人士。

我们第一次的品管圈活动初步尝试了以"减少病区退药笔数"为目标,一路从南京市东片区过关斩将,闯入江苏省成果汇报大赛。

创品牌,促管理,凝圈心,品管圈之魅力所在。

——中国人民解放军第八一医院"进 U 圈" 赵守郡、王艺茹

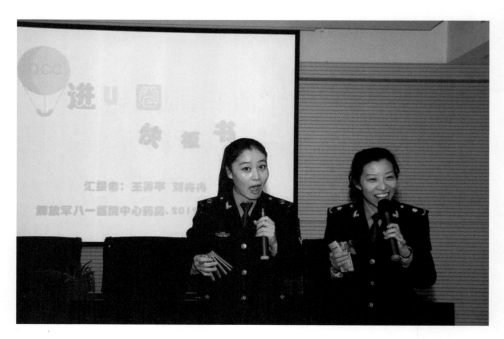

图2.1

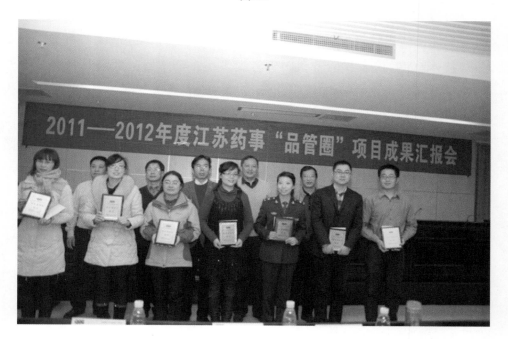

图2.2

感谢品管圈，让我们在医院品质质量管理的道路上携手共进！

——解放军南京军区总医院药品科"七彩圈" 喻志阳

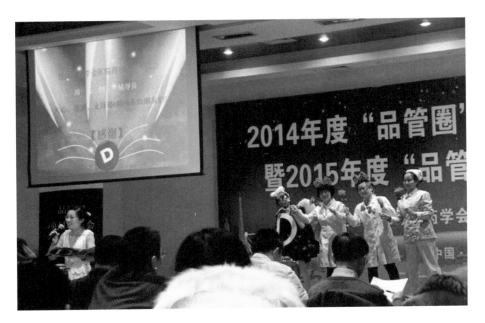

图2.3

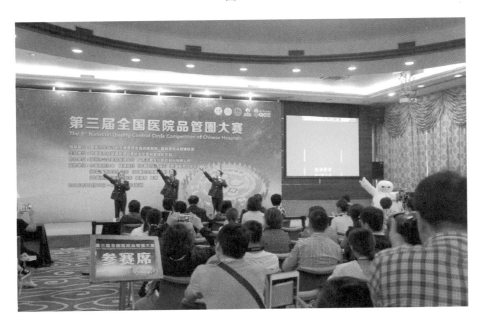

图2.4

品管圈以科学方法、集体智慧解决难题,是众多成员的智能集合。

——无锡市人民医院药学部"向日葵圈" 沈晓慧、殷建忠

蹒跚学步

经历了江苏省成果汇报大赛的"进 U 圈",告别了新生儿期,如同一个摇摇晃晃的幼儿从妈妈手中挣脱,尝试自己走路,并渴望更多地接触新世界。

从 2014 年"提高药品下送服务满意率",到 2015 年"提高药品盘点效率",再到 2016 年"降低麻醉精神药品处方不合格率"的品管圈活动,都留下了"进 U 圈"跌跌撞撞学步走路的身影。每一个圈员都为它能往前迈出稳健的一步,煞费苦心,绞尽脑汁。"纸上得来终觉浅,绝知此事要躬行",在实际操作中,常常碰到理论无法联系实际,或者现实操作超出理论预料的情况,圈员们不抛弃、不放弃,通过一次次培训,一次次头脑风暴,一次次思想火花的碰撞,从懵懂无知到驾轻就熟,终于走稳、走扎实了"进 U 圈"的步伐。

获得新技能

"不积跬步,无以至千里;不积小流,无以成江海。""进 U 圈"学会走路之后,一路乘风破浪。正如其圈徽——一艘快船,在品管圈英文缩写 QCC 的浪花载托中经历了一次次思想浪潮的洗礼一样,"进 U 圈"打破常规思维,打破故步自封,打破因循守旧,创新突破,与时俱进。2018 年的主题"智能送药箱(车)重塑药品下送和管理新模式"在总结了第一次课题研究型主题的成功与失败经验后,找到了新的突破口。这些耳目一新的成果给圈员们带来丰硕的收获,也极大地鼓舞了圈员们大胆尝试新思路的士气。

勇立潮头 扬帆前行:江苏省医院品质管理十周年专辑

PDCA 不仅在品管圈活动中,在日常工作中也起着巨大作用。

——无锡市人民医院药学部"向日葵圈" 杨子洁

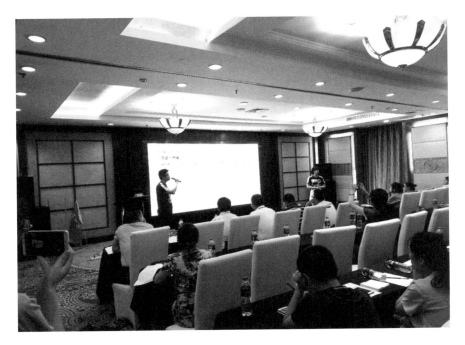

图2.5

十年成长礼

十年，品管圈活动见证了"进U圈"从襁褓中的婴儿成长为有独立思考能力的学龄儿童，看似弹指一挥间，但其中流下的汗水与付出的心血，只有含辛茹苦拉扯它长大的圈员们才知道。十年成长礼，代表着人生路上一个新的起点、新的里程碑，意味着孩子们将告别稚嫩天真的童年，开始迈入意气风发、朝气蓬勃的少年时代。经历过去十年的"进U圈"，未来的路还很长。

品管圈，优良品质管理的朋友圈，在优秀的圈子里，"进U圈""还应毫末长，始见拂丹霄"，只有不断积累、不断学习，才能不断进步。

QCC不只是一项活动，更是需长期跟进并长期受益的工作，带领我们更好地前进。

——无锡市人民医院药学部"蜜蜂圈" 张碧瑶、宋晴

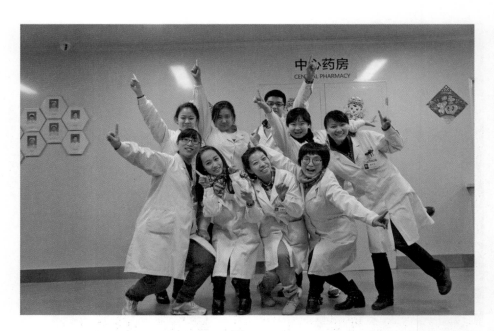

图2.6

敬佑生命,服务病患大众,保障用药安全,提升执业能力。

——无锡市人民医院药学部"蜜蜂圈" 郁雪珠

2 品管圈的十年感悟

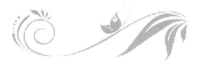

中国人民解放军第八一医院"集U圈"

2010年第一次接触品管圈,到2020年历经了十年时光,我们从一开始的陌生、茫然、疑惑,到现在彼此变得熟悉、亲密、信任。

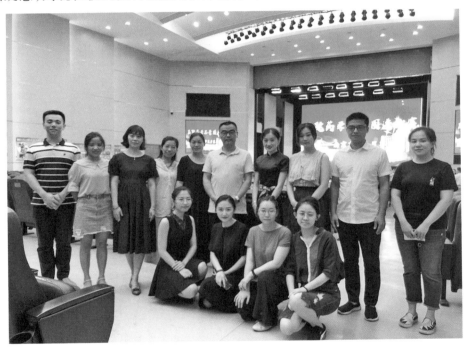

图2.7

每个圈员把个人愿望和团队目标结合起来,集体协作,产生了1+1＞2的效果。

——无锡市人民医院药学部"蜜蜂圈"　郭晨龙、虞琳、吴雪玉

"集U圈"虽已是日夜相随的伙伴,每每接触却又新鲜如初见。它让我们重新点燃工作的热情,激发头脑风暴,让思绪飞扬绽放,让新鲜的血液充斥着、流淌着、迸发着最大的活力。

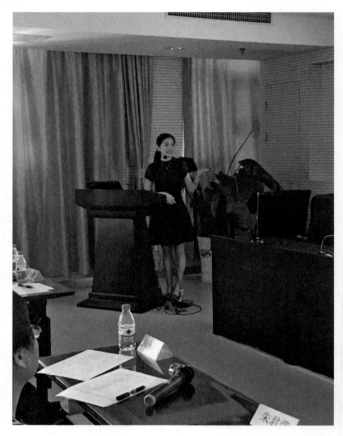

图2.8

　　我们从未忘记自己的初心,坚持从患者的角度出发,从细微之处着手,开阔视野,不断探索。我们以不断降低门诊处方的不合格率、提高患者满意度、提高库存准确率为目标,更细致地调配药品,更紧密地配合临床,更用心地服务患者。

　　十年成长之路不只是一段过去的旅程,更是下一段征程的开始,我们仍在路上,始终如一。

QCC使我感受到了工作的快乐、团队协作的重要,以及自我价值的实现。

——无锡市人民医院药学部"蜜蜂圈"　袁燕菲、顾琳

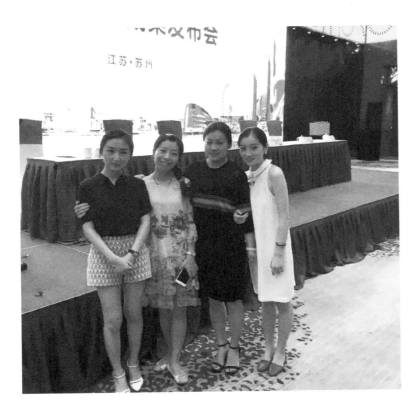

图2.9

有进步,有遗憾,有一筹莫展,也有灵光一现。

——无锡市人民医院药学部"火炬圈"　马红燕

3　在品管圈中收获与成长

中国人民解放军第八一医院"放心圈"

品管圈，即 Quality Control Circle（QCC），与一种增加工作人员自我管理意识和解决问题能力的重要管理理论相关。品管圈活动是指相关联的人员自动自发组成小组，相互启发，通过集体交流计划、执行、检查和总结（PDCA）的过程，持续改进工作质量，挖掘问题，活用各种统计方法，不断维护和改善自己工作环境的活动。

当我们在实际工作中遇到问题时，不能一直循规蹈矩或是避而不谈。如何去积极面对问题、解决问题呢？品管圈理论便是一个极佳的选择。

我们药学科的静脉输液配置中心（PIVAS）建立于2013年，而于2017年1月首次成立品管圈活动小组，起名为"放心圈"。至今为止，我们已经有了三年的品管圈经验。品管圈活动不仅为我们解决了很多现实问题，也大大提高了我们医务人员的凝聚力。

我们最初开展的是问题解决型品管圈活动，即在工作中发现问题，然后同样在工作中解决问题。我作为参与者，亲身感受到了品管圈活动对实际工作的开展有重大的意义。所以，利用品管圈活动进一步优化我们静脉输液配置中心的各项工作环节，以达到更好的服务水平这一想法，便宛如一颗种子，深深地扎进了我的心中。

拇指圈让我们凝聚在一起，让我们不断努力，不负芳华。

——苏州市立医院本部临床药学室"拇指圈"　李静静

勇立潮头　扬帆前行：江苏省医院品质管理十周年专辑

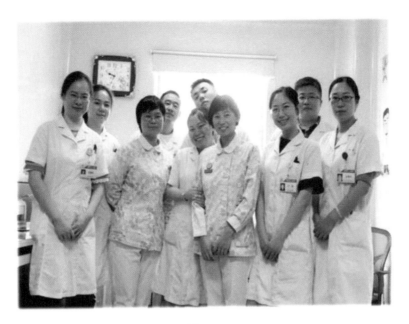

图2.10

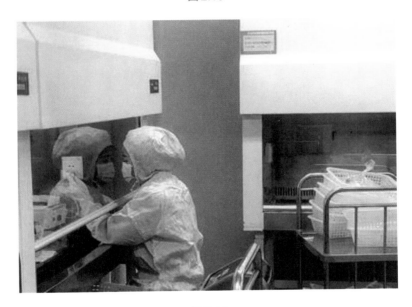

图2.11

终于在2019年，我们室抓住了这个机会，开始尝试课题达成型品管圈活动。与问题解决型品管圈活动不同，课题达成型品管圈活动需要大家全方位地从各个角度去提升整个工作流程，而不单单只是组成小组，解决某一个方面的问题，例如如

打破原有自上而下管理模式，每个人都参与其中。集体的智慧是无限的。

——无锡市人民医院药学部"火炬圈" 张玲、苏茜何引导大家在工作中发掘、分析问题；如何定性定量化具体的目标；如何在新的方案实施后，得到较为准确的反馈数据……

为了做好课题达成型的品管圈活动，我们从购买书籍、搜集相关材料开始，在辅导员的帮助下，制订并规划每一步活动的目标以及达成路线，踏踏实实地完成品管圈活动的每个环节，最终取得了实实在在的成绩。

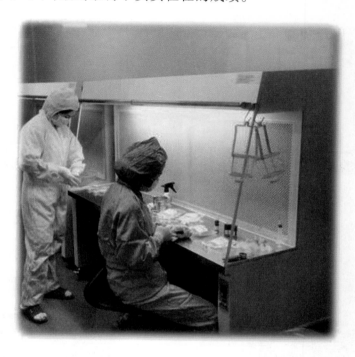

图2.12

首先，确定的方向是做好一件事情的前提，是支撑骨骼，而为之付出的努力，则是一条条填充上去的血管和肌肉。品管圈虽然在我国兴起的时间还不算长，但是无数成功的案例已经为我们做好了指引，路就在脚下，路灯长明。我们需要的就是一步一步，脚踏实地地往前走。如果说具体的活动过程是血肉，那么活动幻灯片的制作以及现场汇报，无疑是品管圈活动的灵魂。我们摸着别人的经验探索，而成果汇报，无疑是在这条探索的道路上，再多点亮一盏路灯。

不自满于进步，也不害怕失败。品管圈的点点滴滴至今仍激励我前进。

——无锡市人民医院药学部"火炬圈"　陈维艳、冯君琳

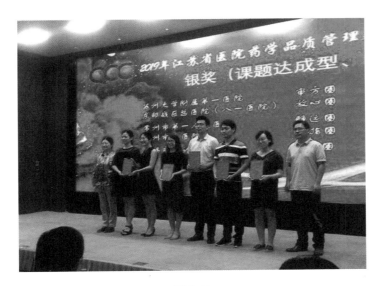
图2.13

　　在整个品管圈的活动过程中,我们所收获的,并不仅仅是品管圈本身。它在带给我们荣誉的同时,更教会了我们如何去面对付出与收获、成功与挫折。比起品管圈活动,其实我更希望大家能将品管圈的理念作为一种工作理念。这样不仅仅只是在开展品管圈活动的时候,在日常工作中,我们也能够主动地去发现问题、提出问题,然后集思广益去解决问题,促使我们每一个人的个性得到张扬,潜能得到发挥,为整个团队营造愉快并且积极向上的工作氛围。

　　一步一个脚印地努力向前,有利于我们更好地服务患者,提升工作质量,提高科室口碑,也能够让我们对工作更加得心应手,更好地实现人生价值。

　　团结协作是一切事业成功的基础,品管圈更需要各部门通力合作。

——无锡市人民医院药学部"火炬圈"　顾敏菲、陈珊珊

4 十年一剑，锋芒所向

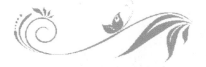

江苏省人民医院门诊药房"青草圈"

十年前，一个叫品管圈的管理工具来到了我们身边。初识品管圈，心里想着这是个啥东西，这么复杂。困惑、不解伴随着我们"青草圈"青涩的青春。

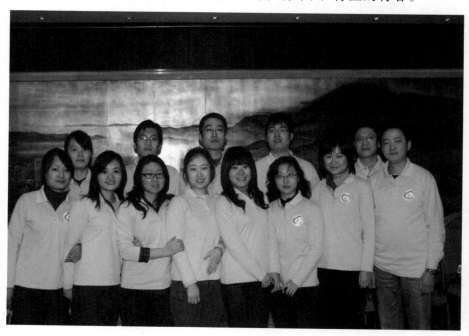

图2.14

十年来，随着了解的深入，我们"青草圈"逐渐喜欢上品管圈活动，也在一遍遍

对自己要求高一点，才能收获多一点。

无锡市人民医院药学部"凝药圈" 卢映蓉

勇立潮头 扬帆前行：江苏省医院品质管理十周年专辑

重复品管圈活动的十大步骤(主题选定、活动计划拟定、现状分析、目标设定、解析、对策拟定、对策实施与检讨、效果确认、标准化、检讨与改进)中领略了品管圈的魅力！品管圈活动是个不断向前滚动的过程,对于我们"青草圈"的发展而言,这十年时光又何尝不是不断前行的过程?

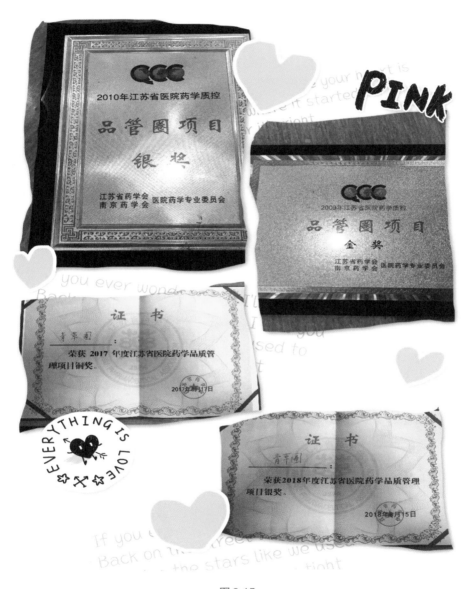

图2.15

思维碰撞,头脑风暴。不仅要思考怎么做,还要明白为什么。

——无锡市人民医院药学部"凝药圈"　李静、亓志刚

十年来，我们"青草圈"聚在一起，充满了脑力的激荡、思想的碰撞，充满了奇思与妙想，更充满了各种挖掘问题、解决问题的办法……

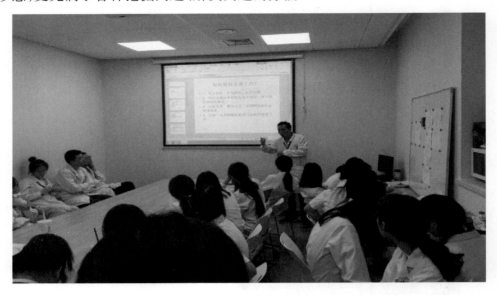

图2.16

十年来，我们"青草圈"不断成长，从一棵棵小树苗成长为参天大树，灌溉我们的是品管圈活动的点点滴滴。

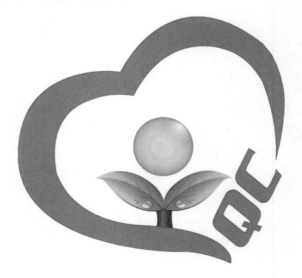

图2.17

跟紧临床，双向反馈。奋战临床一线，品管圈需要实事求是。

——无锡市人民医院药学部"凝药圈" 温浩、蔡小军

最后,用陈奕迅《十年》中的一句歌词来形容我们"青草圈"与品管圈的关系:

十年之前,我不认识你你不属于我,

十年之后,我们是朋友还可以问候。

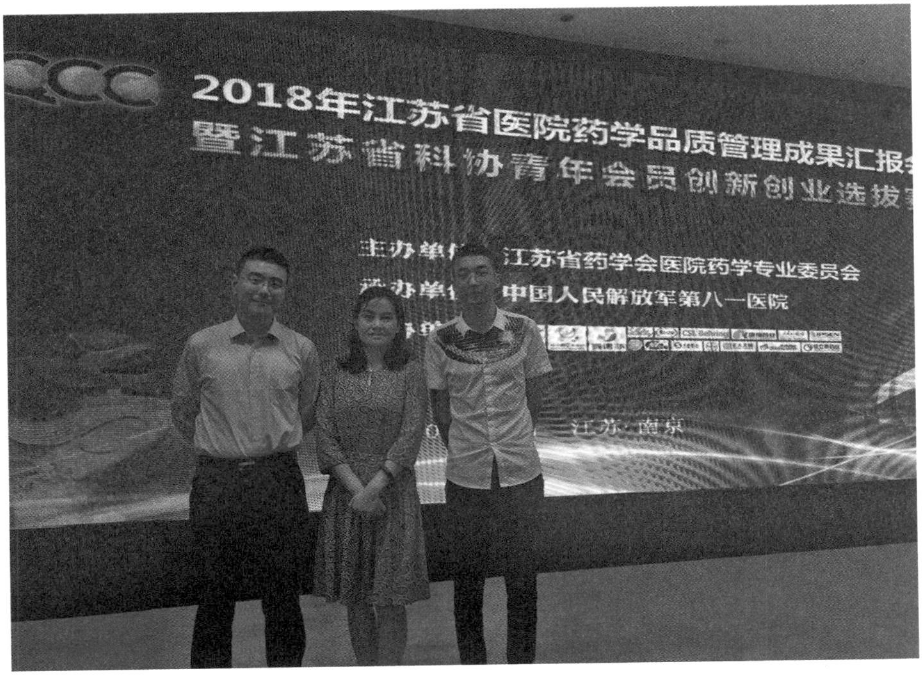

图2.18

十年品管之行,风雨兼程,我们一直在路上!

品管圈让我感受到了团队合作的无穷魅力,让我作为圈长能够全方位地成长!

——无锡市第二人民医院药剂科"啄木鸟圈"　荣尚姣

5 始于青春，甘作绿叶

江苏省人民医院门诊药房"青草圈"

"青"是省人民医院门诊的未来，"草"是我们甘作绿叶的执着。十年以来变化的是我们的年纪，不变的是对专业的钻研，对病人服务的真心，这就是门诊"青草圈"不变的信条。

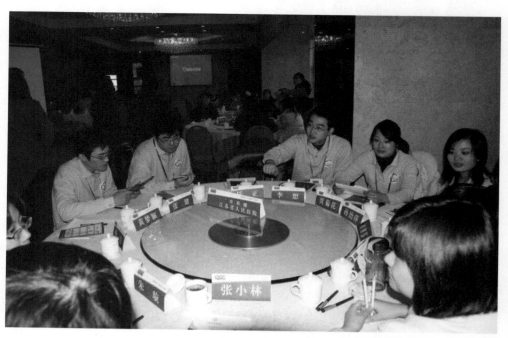

图2.19

作为圈秘，回想圈员积极讨论的样子，让我有信心和动力面对更多的挑战。

——无锡市第二人民医院药剂科"啄木鸟圈"　朱含月

勇立潮头　扬帆前行：江苏省医院品质管理十周年专辑

还记得第一次听到品管圈这个词时，大家满脸的陌生和好奇。品管圈活动的第一次主题选定会议从沉默到七嘴八舌的讨论，第一次现状把握从零到一的开始，第一次期终汇报从紧张到口齿不清直到最后的一气呵成，我们每一次的心情就像坐过山车，下车后居然还有再玩一次的冲动。

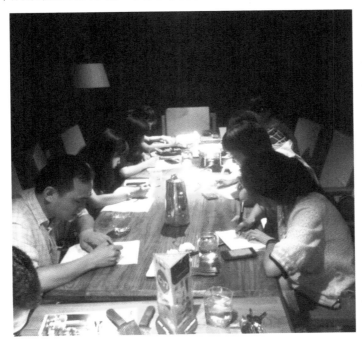

图2.20

　　正如每次体验坐过山车的心情一样，我们在品管圈活动的过程中也总是兴奋和恐惧并行。主题选定的纠结，现状把握时看到一连串数据时的崩溃，对策拟定时的困惑，实施过程的迷茫和最终汇报时的忐忑……每一次我们都想要放弃，但每一次我们都坚持下来了，因为我们坚信我们有最好的团队、最好的平台，1+1在我们这里总是大于2的。在品管圈活动中，一个又一个问题被我们挖掘并解决，一次又一次反馈激励着我们不断前行，也正因为这样，门诊药房在药学服务这条路上越走越宽。

　　始于青春，甘作绿叶。我们坚信，任岁月洗礼，我们的信条不会改变。在我们这个大家庭一批又一批人的努力下，省人民医院门诊药房品管圈一定会在21世纪

品管圈让我认识到了工作中的不足，也让我有机会在活动中弥补自己的缺点！

——无锡市第二人民医院药剂科"啄木鸟圈" 张建

的第三个十年里更上一层楼。

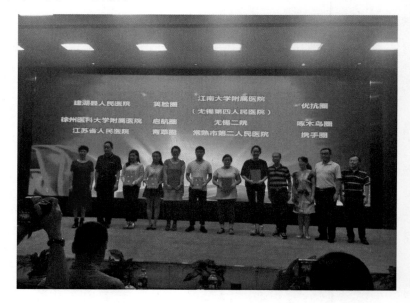

图2.21

我从品管圈中得到了升华,感谢品管圈带来的成就感!

——无锡市第二人民医院药剂科"啄木鸟圈" 吴琳

6　不忘初心，方得始终

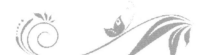

江苏省人民医院住院药房"星心圈"

　　回首加入江苏省人民医院住院部"星心圈"的十年历程，这十年，我们一次次不断突破自己的勇气，一遍遍辗转激发团队的潜力，一期期获得丰收的喜悦，感受颇多！

　　犹记得第一次参加品管圈的激动与好奇，第一次进行头脑风暴的自由与热烈，第一次举行品管圈期终汇报的兴奋与紧张，第一次获得肯定的感动与欣慰。

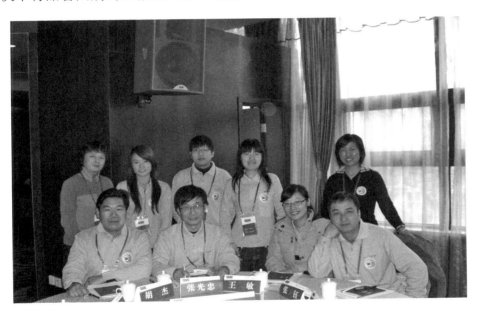

图2.22

品管圈让我感受到了前所未有的成就感，从平凡中获得不平凡的力量！

——无锡市第二人民医院药剂科"啄木鸟圈"　杨欣

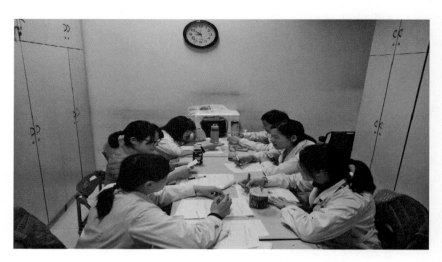

图2.23

当然,每一次的成长都是快乐并痛苦着,面对每次确定主题时的困扰,每次案例解析时的忧愁,每次真因验证时的困惑,每次实施对策时的困难……每一次我们都坚持着、突破着,有始有终！我们知道正是因为这一次次的坚持与尝试,药学质量持续改进的路才会走得越来越宽、越来越远,这也激励着我们药学人朝着同一个方向不断奋斗,携手共进！

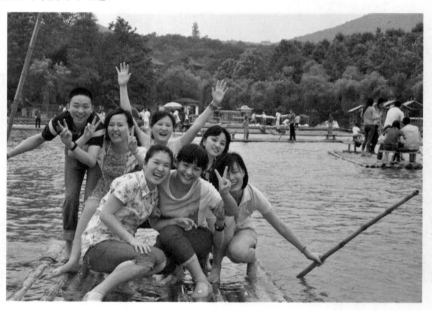

图2.24

小小的圈员,却能从品管圈中获得大大的能量！感谢品管圈让我成长！

——无锡市第二人民医院药剂科"啄木鸟圈" 冯芸

不忘初心，方得始终。我坚信在我们一代代药学人的坚持、拼搏和创新下，我们定会满怀惊喜地迎来江苏省医院药学品管圈的二十年、三十年、四十年……

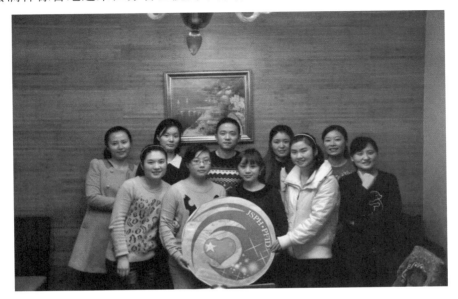

图 2.25

希望我们未来依旧可以像啄木鸟守护大树一样，通过品管圈来守护患者的用药安全！

——无锡市第二人民医院药剂科"啄木鸟圈"　赵春杰

7　圈长对你说，品管圈是个好地方

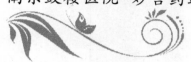

南京鼓楼医院"妙言药道圈"

我是"妙言药道圈"的圈长罗雪梅，2012年进入鼓楼医院，2013年开始接触品管圈，到如今已经第7个年头了。品管圈文化大力发展的十年，我经历了其中七年，从作为其他圈的圈员到组建自己的团队，到队员的不断更迭，到将圈长的位置传给下一任，再到开始给新的圈员培训品管圈知识以及开展工作的方法、技巧，我已经是一位老成员了，心里感触不已。

品管圈是个好地方，它将志同道合的人聚在一起

来到品管圈我认识了很多人，大家都有一起克服遇到的困难，改善医疗环境的积极心态和远大目标。工作额外多了一份，不仅是时间的付出，也是精力的付出。但你会遇到很多人，你会发现自己并不孤单，大家互相鼓励的团队气氛，让你乐观向上。七年来，品管圈容纳的人也越来越多，我院从三五个不成规模的小品管圈成长为二三十个有丰富经验的大品管圈，这也是时代和临床现实工作的需求。

见微知著，每一点记录，每一滴改善，饱含了对患者的关爱与用心！

——无锡市第二人民医院药剂科"啄木鸟圈"　李佳、支茵

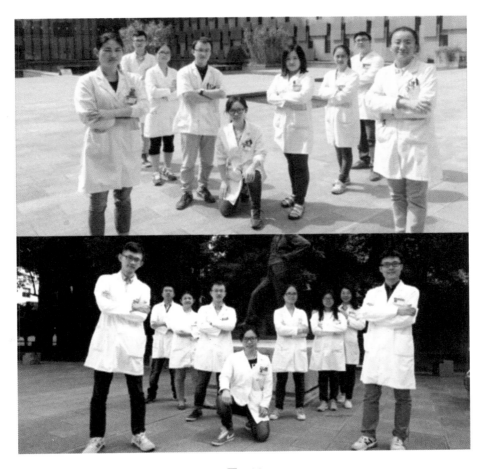

图2.26

品管圈是个好地方，它帮助我们提升自我

进入品管圈学习后，才发现原来思考问题、解决问题、开展工作的过程和方法都不够成熟和完满，对工作的总结力度也不够。而参与品管圈活动后，发觉它不仅是提高工作质量的手段和方法，还是一种思考方式，全面、有逻辑、可执行是它的核心。这样优秀的解决问题的方法，不仅可以在工作中开展，还可以渗透到其他小的困难或大的难题中，帮助梳理问题并解决问题。每一个成员在品管圈活动开展的过程中，都有了新的认识，在实现自我价值的新征途上又迈出了一步。

品管圈使我们多了一份主人翁精神，增添了团队的凝聚力。

——无锡市第三人民医院药学部"蒲公英圈" 谢沁艳

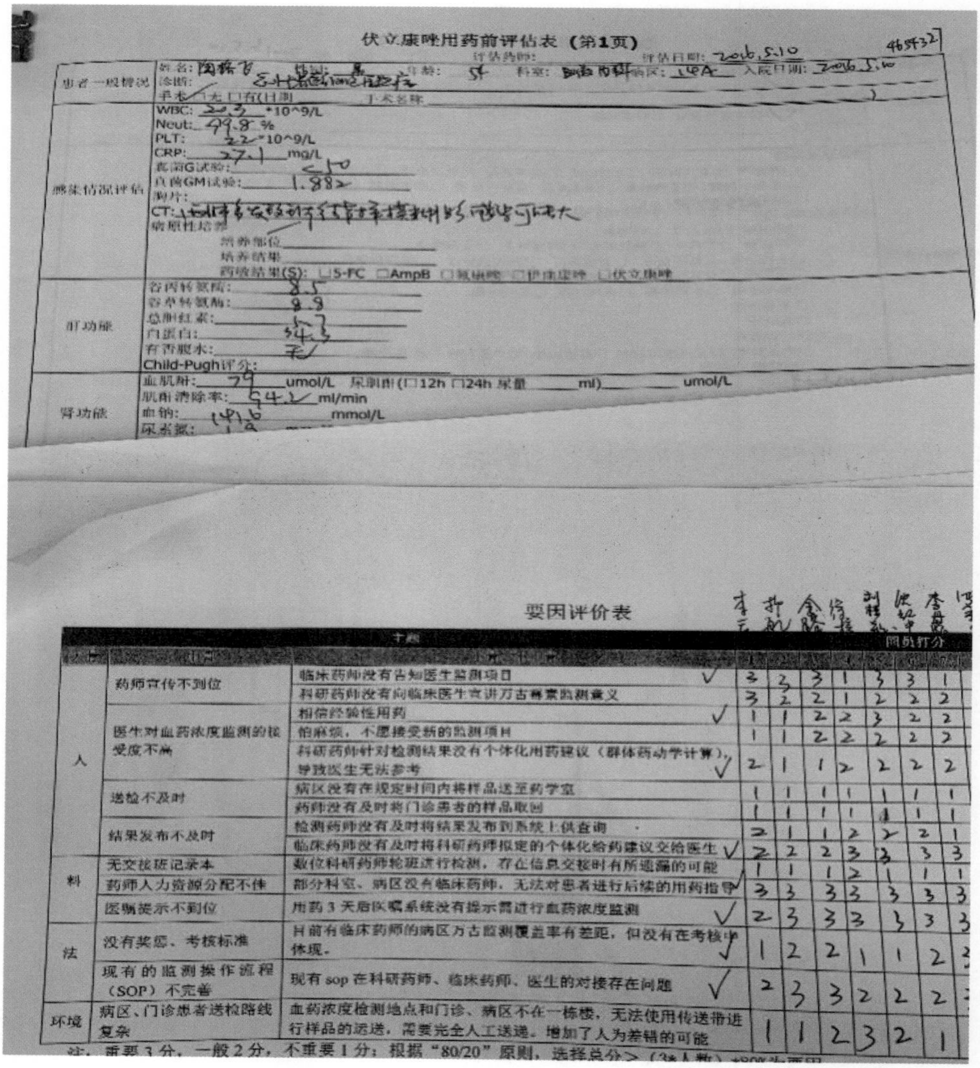
伏立康唑用药前评估表（第1页）

评估药师：　评估日期：2016.5.10

患者一般情况	姓名：　性别：　年龄：54　科室：　病区：　入院日期：2016.5.10 诊断： 手术：□无 □有(日期　手术名称　)
感染情况评估	WBC: 20.3 *10^9/L Neut: 99.8 % PLT: 22 *10^9/L CRP: 27.1 mg/L 真菌G试验: <10 真菌GM试验: 1.882 胸片: CT: 病原性培养 培养部位 培养结果 药敏结果(S): □5-FC □AmpB □氟康唑 □伊曲康唑 □伏立康唑
肝功能	谷丙转氨酶: 8.5 谷草转氨酶: 8.8 总胆红素: 白蛋白: 有否腹水: 无 Child-Pugh评分:
肾功能	血肌酐: 79 umol/L　尿肌酐(□12h □24h 尿量　ml)　umol/L 肌酐清除率: 54.2 ml/min 血钠: 141.6 mmol/L 尿素氮:

要因评价表

大要因	中要因	小要因	1	2	3	4	5	6	7
人	药师宣传不到位	临床药师没有告知医生监测项目 √	3	3	3	1	3	3	1
		科研药师没有向临床医生宣讲万古霉素监测意义	3	2	2	1	2	2	2
	医生对血药浓度监测的接受度不高	相信经验性用药 √	1	1	2	2	3	2	2
		怕麻烦，不愿接受新的监测项目	1	1	2	2	2	2	2
		科研药师针对检测结果没有个体化用药建议（群体药动学计算），导致医生无法参考 √	2	1	1	2	2	2	2
	送检不及时	病区没有在规定时间内将样品送至药学室	1	1	1	1	1	1	1
		药师没有及时将门诊患者的样品取回	1	1	1	1	1	1	1
	结果发布不及时	检测药师没有及时将结果发布到系统上供查询	2	1	1	2	2	2	1
		临床药师没有及时将科研药师拟定的个体化给药建议交给医生 √	2	2	2	3	3	3	3
料	无交接班记录本	数位科研药师轮班进行检测，存在信息交接时有所遗漏的可能	1	1	1	2	1	1	1
	药师人力资源分配不佳	部分科室、病区没有临床药师，无法对患者进行后续的用药指导 √	3	3	3	3	3	3	3
	医嘱提示不到位	用药3天后医嘱系统没有提示需进行血药浓度监测 √	2	3	3	3	3	3	3
法	没有奖惩、考核标准	目前有临床药师的病区万古监测覆盖率有差距，但没有在考核中体现。 √	1	2	2	1	1	2	[illegible]
	现有的监测操作流程（SOP）不完善	现有sop在科研药师、临床药师、医生的对接存在问题 √	2	3	3	2	2	2	[illegible]
环境	病区、门诊患者送检路线复杂	血药浓度检测地点和门诊、病区不在一栋楼，无法使用传送带进行样品的运送，需要完全人工送递。增加了人为差错的可能	1	1	2	3	2	1	[illegible]

注：重要3分，一般2分，不重要1分；根据“80/20”原则，选择总分≥（3*人数）*80%为要因

图2.27

品管圈是个好地方，它促使我们互相学习，取长补短

如果说每一个小圈的工作产生的力量太微小，那么团结的力量就大得惊人。在大家的努力下，我们于2016年走出医院，先后参加了江苏省及全国的品管圈大赛，分别获得了省一等奖和全国二等奖。在分享自己荣誉的同时，我们也学习了其

药学服务护卫健康，临床药师在您身边！

——无锡市第三人民医院“甜蜜圈”　宋金方

他品管圈的经验。当我们把药学工作的改进作为开展学习的动力时,药学事业一定会积羽成舟,乘风破浪,满载而归!

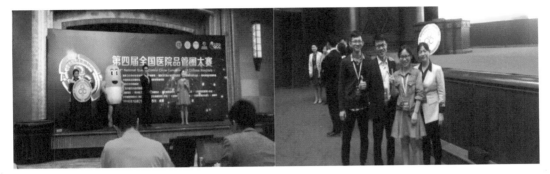

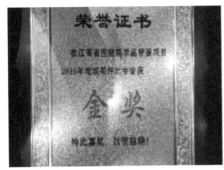

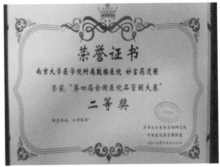

图2.28

兢兢业业药学人,护佑患者有你我!让患者放心、安心、舒心。

——无锡市第三人民医院"甜蜜圈"　王晖、谢澄

8　苏州市品管圈圈员参与感悟

苏州大学附属第一医院"天可圈"

　　在工作中,我们有时不知道真正的问题有哪些,或者不知道主要的问题在哪里。我们需要通过一些方法进行深入分析,以便找出主要的问题并予以解决。于是,品管圈有了它的用武之地。通过学习,我们明白了品管圈是工作性质相近或者互补场所的人员共同组成一个小圈团体,本着自发的精神,全体合作,集思广益,按照一定的活动程序,运用品管工具和手法,启发个人潜能来解决工作现场、管理、文化等方面所发生的问题。品管活动将科学管理和人性管理有效地结合起来,使得经营管理活动目标更容易达成。品管圈活动的开展可以促使圈员发挥智慧,开发无限脑力,对工作进行创新及构想,有助于圈员张扬个性和发挥潜能,为团队营造愉快的工作氛围,从而集中、有序、有效地解决问题,达成医院、员工和患者三方共赢,增加了团队凝聚力和个体自信心。

　　随着时代的改变和药品零差率的到来,药师的工作重心从单纯的药品调剂慢慢转变到药学服务中来。我院从2008年开始引入和应用品管圈理念,为医院文化建设注入了新鲜血液。品管圈活动提升了药师的自身素养,体现了药师的专业价值,使我们更好地服务于患者,提高了药学服务质量,让我们的药学服务更加丰富多彩,也让我们对工作更加得心应手,推动了医院的质量管理和文化管理。

　　品管圈项目像磁铁般吸引了我院全体医务人员参与到医院质量的改进中来,营造了医院文化氛围。品管圈的核心价值观不断渗透进了医院文化中,融入了全

勇立潮头　扬帆前行：江苏省医院品质管理十周年专辑

　　没有最安全的药物,只有更安全的药学服务!

　　　　　　　　　　　　　　　　——无锡市第三人民医院"甜蜜圈"　贺春晖

体员工的思想和医疗行为中,促使医院文化植根于医务人员的内心,增强了医院文化建设的科学性和有效性。品管圈所蕴含的科学精神和精益求精精神也正是医院文化的体现。我们应当正确处理好医院发展和医院文化建设的关系,运用品管圈不断地为医院文化建设提供新思路和新方法,探索出完善医院文化建设的道路,为医院打造自身特有的文化品牌而不断探索前进。

我待工作如初恋,只为让患者得到最佳药学服务!

——无锡市第三人民医院"甜蜜圈"　朱旭婷

9   品管青春，薪火相传

南通市肿瘤医院"源圈"

作为一名"懒癌"晚期患者，能让我自觉提笔写作，实在是一件难事。可是，省药学品管圈迎来了它的十周岁，十年足以成少年，怎么也得来祝贺一番，毕竟它承载了我的青春。

我是来自南通市肿瘤医院的一位无名小将。南通药学品管圈相对发展得较晚，至今七个年头，而我的工龄也是七年。相伴的这七年里，我与品管圈共同成长，看着它不断壮大和规范化，看着我们的"源圈"日渐成熟，我也慢慢沉淀下来，品管圈于我，也便成了一种情怀。

2013年我初次接触品管圈，它还只是一个框架，对于品管圈这个新概念，大家都摩拳擦掌却又半知半解，就这样，我们的"源圈"诞生了。

2014年的"源圈"，活在各大出版社辅导手册的文字里，活在肯定与否定之间。

2015年的"源圈"，第一次将脚步迈进省里，见识到了丰富的汇报形式，鲜活多样的创想，真正体会到了什么叫作"玩转品管圈"，也看清了我们还有一段漫长的路要走。

2016～2017年的"源圈"卧薪尝胆，新旧品管工具推陈出新同时又相辅相成。愈加熟练的品管手法、愈加严谨的权重评分以及圈员们不灭的干劲和热情，使得"源圈"变得有血有肉。

2018年的"源圈"，羽翼日渐丰满，振翅翱翔，获得了南通市二等奖和江苏省

医生和药师在合理用药工作中相互契合、协作，就像螺丝和螺帽密不可分！

——无锡市第三人民医院"甜蜜圈"　管鉴

铜奖。

2019年的源圈,现在进行时……

回首品管成长路,品管队伍犹如草原上燃起的星星之火,以成倍增长的速度发展壮大。各圈是对手更是战友,相互竞争又相互学习。每一步成长都值得铭记,每一分收获都需要感恩。品管路上,没有100分,永远有的只是"＋1"分。七年相伴,你追我赶,我们未痒!

品管圈,让我"品"药事管理的内涵,"圈"药事管理的重点。
——无锡市惠山区人民医院药剂科"惠心圈"　冯俊逸

10 品管心得

南通市肿瘤医院药剂科"源圈"

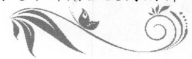

选题环节最重要，事半功倍看这道；
头脑风暴掀高潮，多多鼓励缓批评。
查检现象非原因，容易混淆要搞清；
二八法则定主角，细枝末节莫计较。
柏拉图儿有诀窍，原点对角要连好；
大中小骨要捋清，问解向左课达右。
真因验证不可少，三现原则方法好；
成果展示别客套，好瓜就得好好夸。
西瓜南瓜哈密瓜，弄虚作假是傻瓜；
吃瓜群众别泄气，多看多学新思绪。
自下而上新模式，要我做成我要做；
十年品管峥嵘路，百年药学树新风！

勇立潮头 扬帆前行：江苏省医院品质管理十周年专辑

品管圈利于我开拓创造性思维，发挥无限脑力。

——无锡市惠山区人民医院药剂科"惠心圈" 嵇姗

11　品管小记2017

常州市第三人民医院制剂室"同君圈"

　　2017年的目标在2016年底就确定了,品管小组顺利组建之后,每月一次的圈会都是小组成员相互交流和学习的机会,同时也是追踪各圈进度的时候,但这毕竟不是轻松的作业,压力是避不可免的。每次圈会我们都会检查上次的任务有没有完成,有没有什么问题需要解决和讨论,并安排下次的任务,所以每个人都知道接下来要做什么。这样有计划地做事既保证了效率,也有助于及时发现和解决问题。

　　很快,今年的省赛再次提上了议事日程。经过大家商讨,决定每年从上一年度小组中挑选最佳圈组去参赛。这样既保证了质量,又有充足的时间来做准备。考虑到临床药学去年已经参赛,药房的主题很难再有新意,制剂室却是一个冷门,做制剂室项目的品管圈相对很少,所以,今年的出征队伍是制剂室!

　　通过前两届的比赛,我们已经知道,光有完美的内容还不足以取胜,还必须有完美的表现形式,因此我们决定通过小品的形式来表现内容,这样一定非常吸引眼球。思路有了,接下来就是实战准备了。制剂室的伙伴们挑起了大梁,他们不但要完善品管圈的内容,还要完成小品的剧本,重新制作更为漂亮的PPT,定制小品所需要的道具、服装,更重要的是排练小品,这可不是一天两天就能完成的事,每天因为要处理繁忙的日常工作,所以只能在中午或下班休息的时间排练,真的是很辛苦!

　　功夫不负有心人,终于在今年8月17日,古都南京,我们制剂室的"同君圈"在2017江苏省医院药学品管圈发布会上,取得了银奖,这是常州市级医院在此类比赛

通过品管圈活动,我的沟通协调能力得到了提升。

——无锡市惠山区人民医院药剂科"惠心圈"　王金利

中取得的最好成绩！不经历风雨，怎么见彩虹？没有人能随随便便成功。

　　成功没有捷径，理想的实现需要持续不断的努力，只有把今天的每一步走得稳稳当当，才能汇聚成明天的一大步。人生就像马拉松，获胜的关键在于坚持，只要我们不断努力，不断学习，每项工作掷地有声，落到实处，通过对品管圈文化的不断积累，一定会形成医院药学的团体文化、质量文化、学科文化，为医院药学人员在竞争激烈的环境中取得一席之地，为医院药学的明天展开不平凡的篇章。

勇立潮头 扬帆前行：江苏省医院品质管理十周年专辑

　　十大QCC步骤可以在工作中学以致用，提高处理问题的能力。

——无锡市惠山区人民医院药剂科"惠心圈"　金泓烨

12 品管圈开展感言

常州市第四人民医院"蜜蜂圈"

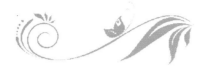

2014年,我服从领导安排接管了静配中心,这对于我是一个全新的科室。2015年,在一个管理培训中,我第一次接触了品管圈,这于我又是一个全新的管理工具。我开始并不知道它是用来做什么的,通过培训,了解到品管圈是日本的石川馨首先提出来的,是由工作性质相近或相关的基层人员自动自发地进行品质管理活动而组成的小团体。品管圈可以发挥每位工作人员的智慧,开发无限脑力,增强团队意识。我感觉它又神秘又诱人,同时正逢我们静配中心遇到了如何减少差错的难题,于是我们组建了药剂科第一个品管圈——"蜜蜂圈"。

静配中心是一个团结协作的地方,同时又是守护病人每一袋输液质量安全的地方。我们就像一群蜜蜂,用最严谨的态度、最流畅的工序、最娴熟的技能和最火热的心来守卫每一袋输液的质量。第一个主题该怎么确定呢?我们全体圈员用头脑风暴的方法确定了我们的主题:减少输液差错的件数。输液是直接输入病人体内的,容不得一点的差错。不然,就可能是一个巨大的医疗事故。

接下来我们按照品管圈活动的十大步骤开展活动。开始是最艰难的,因为一切是从零开始的。在不断的学习和摸索中,我们收获了喜悦。活动的过程中,每位圈员都能积极发表自己的看法,大家发现与解决问题的能力得到了提高;在执行标准化过程中,人人需要知晓并遵守规则,需要多次演练与学习,团队协作的能力得到了提高;在制作PPT过程中,圈员们需要上网查阅,互相学习,对柏拉图、鱼骨图、

头脑风暴,去伪求真;众志成城,开拓创新;不忘初心,服务争优!
——无锡市江南大学附属医院(无锡市第四人民医院)药学部"优抗圈" 杨燕华

甘特图等进行绘制,大家的制作能力也得到了提高。我们收获了努力的成果,但当我们进一步学习后,才发现很多细节问题还不完善。品管圈是一个不断学习和进步的过程。第二次开展活动时,我们吸取了前一次的教训,改善了细节问题,大家虽然辛苦,可是却非常开心。仅管比赛中取得的成绩一般,但于我们却是巨大的鼓励。

品管圈活动环环相扣,大家齐心协力,增强了团队意识,提高了协作精神,这是我们每个人无形的财富。感谢所有圈员在整个活动过程中的付出和努力,质量不断改进,服务永无止境,我们一定会把品管圈的真正意义运用到工作当中,更好地为患者服务,不断提高管理质量。

成绩取得和认可绝非偶然,靠全体圈员一步一个脚印地付出和努力。
——无锡市江南大学附属医院(无锡市第四人民医院)药学部"星心圈"　周焱淼

路漫漫其修远兮，吾将上下而求索

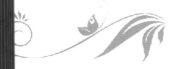

常州第一人民医院药事科"绿叶圈"

　　时间瞬而逝，就这样不经意间，品管圈已经在我们江苏药学领域发展了十年。试问几年前有谁能想到它能走得如此之快、如此之好呢？现在品管圈已经深入到我们工作的各个环节。品管圈不再是简简单单的三个字，它是我们基层工作人员团结在一起解决问题的一种坚强信念；它是我们分析并解决身边工作问题的一个重要手段；它是我们不断改进工作、不断提升药学服务技能的一项必要举措。

　　我们常州推进品管圈相对其他城市较晚，还记得2014年我的一名同事第一次被安排到浙江学习，回来后我曾问过她，品管圈是什么？她无奈地笑笑。就这样在半知半解中我们进行了品管圈的第一次主题活动：降低门诊药房发药差错率。现在回想，真的存在好多问题，如现况收集不准确、原因分析多为现象描述、未进一步查找真因、措施的对策缺乏客观性等，更别提什么权重赋予、引入圈外人员参与和评价了。但我们还是依样画葫芦地按照十大步骤，完成了这第一次并不算成功但却有里程碑意义的主题活动。2015年我们没有继续做下去，我自己也去参加了临床药师的进修培训。等我再次接触到它时，已经是2016年的3月份，那时我刚进修完回来，我同事由于身体原因把品管圈的工作交给了我，就这样我成为了我们门诊药房第二个主题活动的圈长。说实话那时的我对品管圈是一头雾水，根本不懂，可任务已经安排给了我，我咬咬牙坚持走了下去。遇到不懂的就上网查文献、请教老师，自己慢慢摸索，常一个小小的内容都要加班到晚上11点多钟才完成。还记得第一次绘制柏拉图，也是对照着百度一步一步尝试的，当我绘制出来时那叫一个

　　在品管活动中提升自我，增强团队精神，学到更多科学有用的工具。
　　——无锡市江南大学附属医院(无锡市第四人民医院)药学部"绿畅圈" 李梦琪

开心，心里充满了成就感，仅管绘制得还有问题，可对于当时的我而言这就是成功。一步、两步、三步……就这样我完成了我们的主题活动：提高门诊处方合格率。虽然只是一个简简单单的主题，但它却凝聚了我和我们团队的所有智慧。我一直说它就像一个婴儿，虽然不是真的经历了怀胎十月，但为了它的诞生，我经历了多少痛苦、多少煎熬，到现在还历历在目。当它被评委专家认可，顺利进入第四届全国品管圈大赛时，那种发自心底的开心让我觉得之前的一切付出都是值得的。就这样我在品管的道路上走得越来越扎实，越来越好。

从2017年到现在，我协助医院完成了等级医院评审中要求的PDCA相关内容；协助医院其他科室、自己科室其他班组做好品管圈，成果分别获第五届全国品管圈大赛三等奖和第六届全国品管圈大赛二等奖；组织并完成了我院，也是我市第一个课题达成型品管圈，成功申报了医院管理课题，并获得了江苏省医院品管圈大赛二等奖。我还多次在医院进行品管圈的授课，也受邀去兄弟医院进行交流、分享经验，带动一批又一批医务人员走进品管圈、做好品管圈。同时，在院领导的信任下，我成为了医院品管圈大赛的评委。虽然取得了一些成果，但我想说品管圈还有很多内容需要我去不断学习、不断探索。就像品管圈的核心思想PDCA循环一样，只有通过一个圈接一个圈地不断改进、不断提高，才能使得医药品质不断提升。

写了这么多，似乎有些走题，要求写品管圈十年发展的历程感悟，我却写了自己这些年的一些工作内容和工作感想！但我想说我身上产生的这些变化不正是品管圈发展的一个缩影吗？在医改、药改的大形势下，我们药学部门由原先的效益部门转变为成本部门，这就要求我们改变工作模式，降低工作成本，提高工作效率，为患者提供更好、更优质的药学服务。品管圈正是一个很好的抓手，通过开展品管圈活动，我们可以更准确地发现工作中存在的问题，并找到构建优质药学服务模式的突破口。但正像题目所写那样，"路漫漫其修远兮，吾将上下而求索。"这还是一个需要我们不断探索、不断前行的过程。

让我们一起努力、一起加油，相信大家齐心协力，会做得越来越好！期待更加美好的明天！

品管圈活动调动圈员的积极性、主动性、创造性，增加了圈员的团队与协作。
——无锡市江南大学附属医院（无锡市第四人民医院）药学部"齐进圈" 孙琳娜

14 感恩，铭记

常州市第二人民医院"闻药圈"

可还曾记得，

第一次头脑风暴时的兴奋，

第一次真因验证时的困惑，

第一次获奖时的喜悦……

"闻药圈"——成立于2013年，

六年了，

我们一路走来，

有欢笑也有泪水，

有成功也有失败……

感谢品管圈，

让我们学会发现问题，

运用新型质量管理工具，

解决了工作中一个又一个的难题！

感谢品管圈，

给了我们一个挥洒青春的舞台，

锻炼自我，

提升自我，

圈的精髓是头脑风暴，思维碰撞才会出成果。一滴水只有放进大海才不会干涸，彼此间合作才能更好地完成工作。

——无锡市人民医院药剂科"蜜蜂圈" 宋晴

收获更好的自己！

感谢品管圈，

让我们相聚一堂，群策群力，

感受团队的力量，

珍惜在一起的每一段时光！

感恩，铭记！

勇立潮头 扬帆前行：江苏省医院品质管理十周年专辑

圈员会通过头脑风暴法从各种不同角度找出问题所有原因，然后用鱼骨图分析找出产生问题的真正原因。

——江阴市人民医院门诊药房"同心圈" 梅小芬

15 启航促成长

徐州医科大学附属医院临床药学室"启航圈"

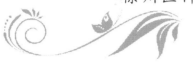
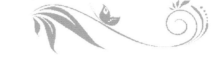

为了不断提升药学服务质量水平,提高自我管理的意识和能力,达到病人满意的目标,徐州医科大学附属医院药学部积极开展了品管圈活动。通过该活动,我们部门每一个成员都收获颇多,对品管圈的相关知识也都有了一定的认识和理解。

2014年,我们部门已经对品管圈有所了解,同年,"和乐圈"获得徐州市一等奖、江苏省银奖的成绩;2016年,我所在临床药学室新成立"启航圈",该圈虽成立较晚,但取得的进步很大。"启航圈"在2016年获得徐州市三等奖,2017年获得徐州市一等奖、江苏省铜奖,2018年获得徐州市一等奖、江苏省课题达成型组铜奖。

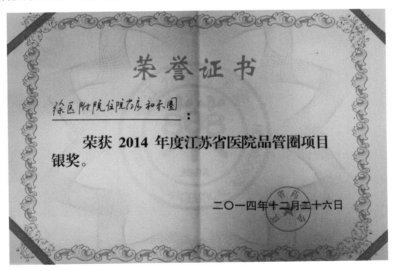

图2.29

圈活动燃起了圈员们对工作的热情,大家手拉手,团结合作,用爱心致力于为临床提供优质的药学服务。

——无锡市第三人民医院药学部"蒲公英圈" 王莉莉

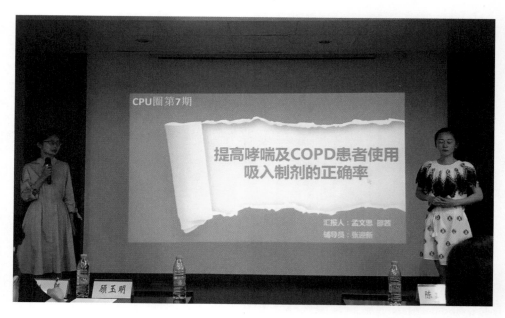

图 2.30

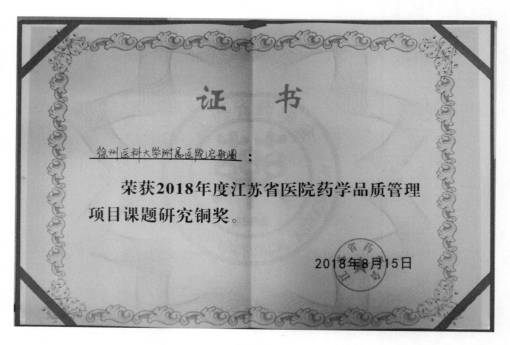

图 2.31

临渊掷网何须羡,药事诸渔自满怀。

——镇江市第一人民医院"灵药圈" 陈昕晟

我们的"启航圈"虽取得了一些成绩,但还有很大的提升空间。这几年的品管圈活动,充分激发了我们药学人员的工作热情,使人人都自觉参与到品质管理活动中,感受品管圈活动的快乐,体现了药师人员自身存在的价值,该活动也使我们药师团队的凝聚力得到了提高。希望在以后的品管圈活动中,我们能持续改进工作流程,更好地为患者提供优质的药学服务,取得更好的成绩。

合理用药药师伴,平凡岗位不平凡!

——镇江市第一人民医院"灵药圈" 汪毅

16　十年沐风栉雨，品管医路相随

邳州市中医院制剂室"苹果圈"

十年沐风栉雨，品管医路相随。转眼间，品管圈已经在医院药学领域发展了十年，从一开始的"摸着石头过河"，到现如今的"驾轻就熟"，这十年的成长之路，注满了一批批品管人的心血与经验，正是这一批批品管人的经验积累，才奠定了十年后今天医院药学的品管之基。

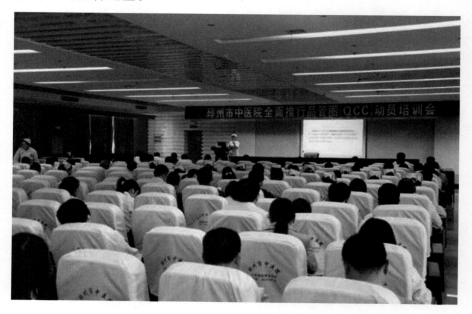

图2.32

对于品管圈，我们需要勤学之，审问之，慎思之，笃行之。

——镇江市第一人民医院中心药房"携手圈"　陈嘉欣

十年品管路,把握了中国医院谋求管理与发展的机遇。从1950年品管思想的产生,到1962年品管活动的形成,再到20世纪90年代品管圈被医院管理领域所引入,品管圈正以其自下而上、基层管理的特点,在管理领域独占一席,成为医院重要的管理工具之一。其自下而上的特点调动了医务人员主动进行质量管理的积极性,初步形成了医院质量管理的长效机制。

十年品管路,从一届届徐州市医院药学品管圈大赛中,我们看到了品管圈在医药管理领域所起到的作用,更看到了中国医药事业在品管活动中所取得的成绩。

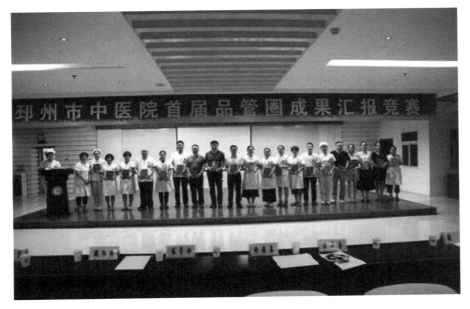

图2.33

我所在的邳州市中医院是一座坐落于美丽邳州的三级乙等中医医院。为了进一步提高医院质量管理,形成同质化的管理标准,这些年,我院先后引进各种先进的管理工具。在品管的道路上,我院起步较晚,但发展迅速,从2014年我院第一个品管圈组的成立,到2018年我院首届品管圈成果汇报竞赛的成功举办;从2014年我院第一次参加徐州市医院品管圈大赛的铩羽而归,到2017年我院在徐州市医院药学品管圈大赛中崭露头角,荣获两个二等奖、一个优胜奖及最佳组织奖,再到2018年我院在江苏省医院品管圈大赛中荣获一个三等奖,在品管圈的道路上,我们

品管圈挖潜能,提积极,促创造,集中有序解决问题。

——镇江市第一人民医院中心药房"携手圈" 蔡光政

从无到有、从劣到优,在医院质量管理的道路上,我们不断前行,从未停歇。到目前为止,我院全院普及、全员参与品管圈活动,共有品管圈内训师24名、品管圈组36个、品管圈实施案例40余个,并将各科室实施的78个PDCA案例、40个QCC案例汇编成册,下发至各个科室进行学习。如今的邳州市中医院已离不开品管办,如今邳州市中医院的管理工作已离不开品管圈,品管圈正为我院建设成为一座现代化的一流中医医院做着越来越大的贡献。

十年之前初相识,如今已是圈中人。经历了时间的考验,品管圈没有被岁月淹没,反而在十年的洗礼下越发得熠熠生辉。品管之行我们刚刚开始,品管之路仍需要你我同行。

勇立潮头 扬帆前行:江苏省医院品质管理十周年专辑

品管路上,携手共进,砥砺前行。

——镇江市第一人民医院中心药房"携手圈" 张青红

17 品管路上，砥砺同行

徐州新沂市中医医院"四新圈"

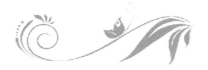

  品管圈是颠覆传统的管理模式，倡导自下而上解决问题的一种先进理念和有效工具。对于医疗行业而言，品管圈远非工具与方法那么简单，它是一种科学的群体运作模式，更是一种特定组织文化的象征。虽然我院药学品管圈启动的时间较晚，但是品管圈活动让我们每一个人看到了自己的不足和缺点以及他人的优点和长处，从而审视差距、不断进步；让我们在工作中开阔了视野、解放了思路，力争在未来工作中有更大的提升；同时也让我们对工作有了更加深刻的理解和认识。相信在今后的工作中，我们会更有方向感，遇到问题时不再束手无策，而是从品质管理、持续改进的方面去认真思考，探索解决的途径。

  品管路上，砥砺同行！

手牵手，心连心，团结一致，共同努力，共同进步。

——镇江市第一人民医院中心药房"携手圈" 赵菲菲

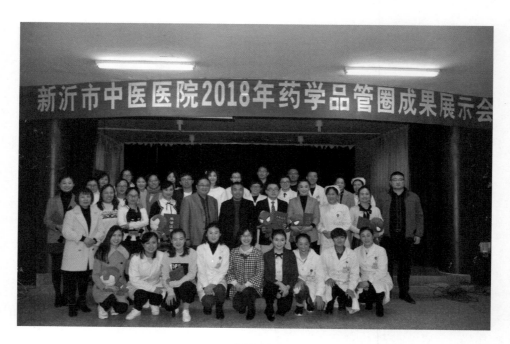

图2.34

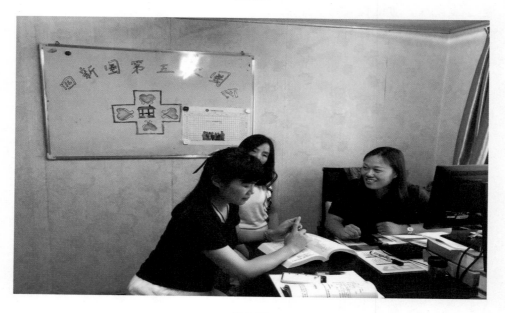

图2.35

品质管理,持之以恒,不断探索,永无止境。

——镇江市第一人民医院中心药房"携手圈" 崔泽

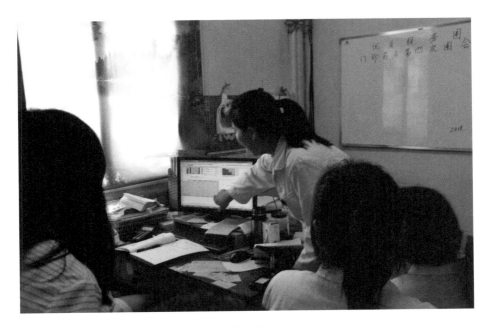

图2.36

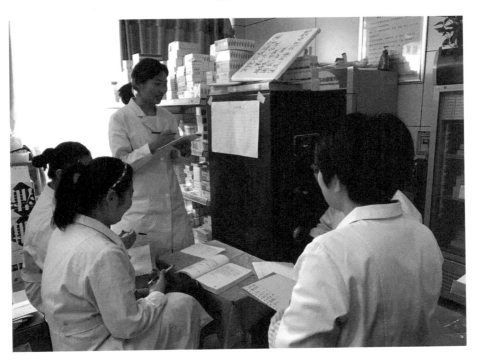

图2.37

气氛愉悦、群策群力,乃品管圈之独特魅力。

——镇江市第一人民医院门诊药房"钥匙圈" 郑梦妮

18 收获，放飞，感动

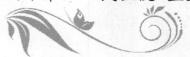

徐州市第一人民医院"至上圈"

2014年，在江苏省药学会、徐州市药学会的大力支持下，在徐州片区执行长佟俊太主任的不懈推动下，徐州市的品管圈项目四年间从5、6家医院10个圈，发展到30多家医院44个圈，取得了突飞猛进的辉煌成就。

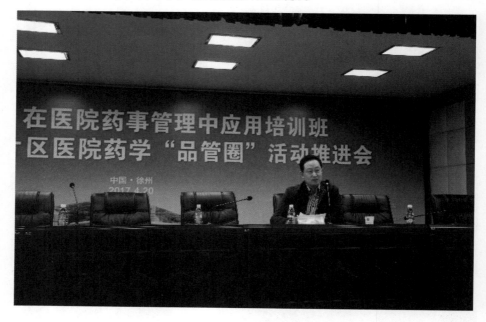

图2.38

从第一次接触陌生的"品管圈"概念，到熟练使用品管工具解决实际问题，在完成"医疗质量持续改进"这一任务的同时，受益的是每一位圈员。我们找到了一个

以爱心为钥，打开患者心门；以专业为钥，创品管圈美名。

——镇江市第一人民医院门诊药房"钥匙圈" 李竹睿

激发员工积极性和创造精神,提高部门向心力和凝聚力的方法。

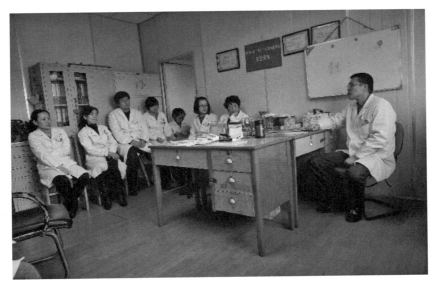

图2.39

品管圈活动搭建了展示个人才能和价值的平台,成为优秀人才脱颖而出的通道。别小看这小小的"表演队",里面藏龙卧虎,后来几任优秀的圈长都出自这里。

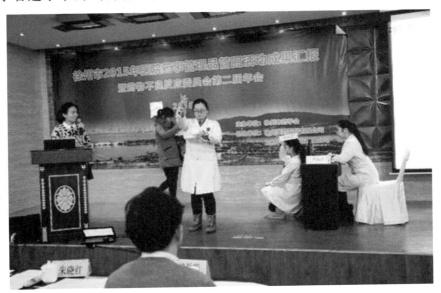

图2.40

知道不等于做到,做了不等于做好,做了是零分,做到才是一百分。
——镇江市第一人民医院门诊药房"钥匙圈" 葛慧

这个舞台解决的是问题,展示的是自我,放飞的是青春的激情!

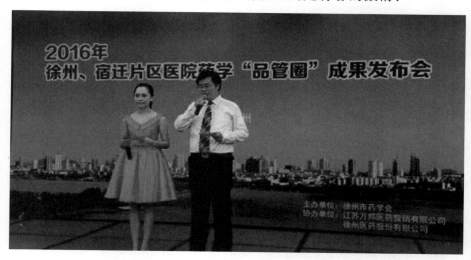

图2.41

看,这位汇报人和她腹中的宝宝一起站在这个舞台,我们收获的不仅是丰硕的药学成果,还有满满的感动。品管圈活动成为了科室文化创建的有力推动形式和科室持续发展的源源动力。

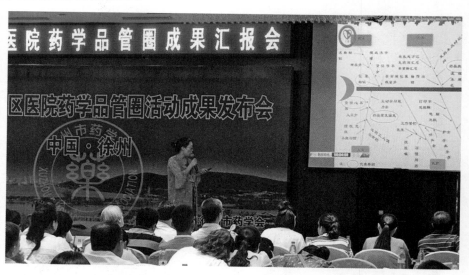

图2.42

失败的团队没有成功者,成功的团队成就每一个人!品管圈凝聚团队,聚焦目标,为梦想创造无限可能!

—— 镇江市第一人民医院门诊药房"钥匙圈" 刘豹

19 品管随行，大有裨益

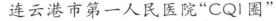

连云港市第一人民医院"CQI圈"

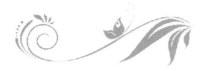 

回眸走过的五年品管之路，从简单地模仿到研究每个步骤和方法的深刻含义，再到如今熟练地运用工具，这一路虽然磕磕碰碰，但是收获颇丰。

品管圈工具的学习是一个从认知到认同再到精通的过程，这种主观与客观相结合的管理工具为我院药事管理与质量安全管理提供了有力保障。改善主题从减少差错到提高效率再到提升患者就医体验，也体现了以病人为中心的服务理念以及今后药学服务模式的发展方向。品管圈不仅提升了药事服务水平，而且提升了科室的凝聚力，增进了同事之间的感情，也成为了科室发展的强大驱动力。

品管圈无论对于个人还是所在机构都大有裨益。对于个人而言，在品管圈会议中可以有机会在大众面前讲话锻炼自己的口才；结交更多的朋友，有助于营造工作场所愉快的气氛；使个人意识到工作本身的重要性与职责，从而对自己的工作更感到自豪；学习质量管理及统计方法的知识运用，充实个人的能力；改变习惯，养成专心处理问题的能力。而这些品管圈的经验也可以应用到家庭生活上。对机构而言，可以提高员工知识与技能，培养积极的工作态度；提高机构形象；节省机构成本；提高病人满意度；营造持续不断改善质量的组织文化和气氛。

凝聚团队，聚集目标，为梦想创造无限可能！

——镇江市第一人民医院门诊药房"钥匙圈"　王访

下篇　圈员感言

083

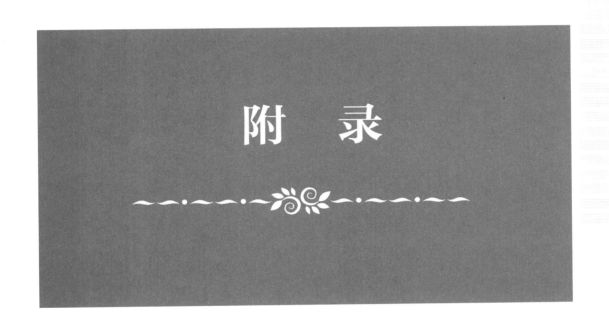

附　录

附录1 大赛荣誉榜（2009～2019）

《大赛荣誉榜》是这本专辑中最闪光的一篇，荣誉可重、可轻，设计榜单的初衷不是去记住各圈获奖的大小与获奖的次数，而是通过追记曾经的成功，在未来的圈活动过程中增强战胜困难的勇气！

每个荣誉的背后一定沉淀着获奖圈队奋斗的苦与乐！当你此刻重温荣誉榜时，脑海是否又一次浮现出当年奋力拼搏的开怀拥抱、绝地反击的激昂笑脸，每次大赛汇报前曾有多少个不眠不休的日夜、多少次自我否定又全盘来过的勇气，又有多少回失败落选而在下一轮惊艳绽放的逆袭……你一定不会忘记的！

在每一个圈队里，每一名圈员都是角儿，不分主配，相携共进，只有全心参与、认真付出，才能出彩。每一个荣誉得来不易，都承载了全体圈员的心血，它，值得在书中拥有一席之地！

十年中大赛年年如期举办，但大赛的组织者先后由多位领导轮替负责，各圈队的圈长和圈员也在变动，本次名单来源于各市现任圈队领导和圈员收集汇报的信息，所以来源难免存在断档、信息难免存在缺漏，特别是前几年的获奖名单信息甚少。本篇榜单中的获奖名单尚不完整，仅为历年获奖的部分圈，还请未上榜的圈理解包涵！

以圈会友，以心管药，以专业创品质。

——镇江市第一人民医院新区分院药剂科"朋友圈" 夏启道

2009~2019年江苏省医院药学品管圈大赛荣誉榜

序号	获奖年份	获奖等级	医院名称	部门名称	圈名	获奖主题名称
1	2009年	金奖	江苏省人民医院	门诊药房	青草圈	降低调剂差错件数
2	2009年	优胜奖	南京市第一医院	门诊药房	一品圈	降低库存周转天数
3	2010年	金奖	江苏省中医院	门诊中药房	百草圈	降低处方内差
4	2010年	银奖	江苏省人民医院	门诊药房	青草圈	降低门诊处方不合格率
5	2011年	金奖	中国人民解放军第八一医院	门诊药房	集U圈	降低门诊药房内差件数
6	2012年	金奖	江苏省人民医院	妇幼药房	一圈	提高前后台药师工作效率
7	2012年	银奖	江苏省中医院	制剂部	和剂圈	提高制剂一次菌检合格率
8	2012年	三等奖	苏州大学附属第二医院	门诊药房	QQ圈	减少门诊药房盘点差错件数
9	2012年	铜奖	盐城市第一人民医院	门诊药房	细流圈	减少门诊药房的调配内差件数
10	2012年	铜奖	镇江市第一人民医院	门诊药房	钥匙圈	降低门诊药房调配内差件数
11	2012年	铜奖	中国人民解放军第八一医院	中心药房	进U圈	减少病区退药笔数
12	2013年	优胜奖	东台市人民医院	PIVAS	集思圈	降低不合理医嘱发生率
13	2013年	铜奖	江南大学附属医院（无锡市第四人民医院）	门诊西药房	钥匙圈	降低门诊处方调配差错率
14	2013年	金奖	苏州大学附属儿童医院	制剂室	自强圈	提高制剂成品率
15	2013年	铜奖	盐城市第三人民医院	门急诊药房（北院）	苹果圈	提高门诊药房处方合格率

真诚与热爱，专业与敬业，尽在朋友圈。

——镇江市第一人民医院新区分院药剂科"朋友圈" 吴燕平

序号	获奖年份	获奖等级	医院名称	部门名称	圈名	获奖主题名称
16	2013年	优胜奖	镇江市第一人民医院	门诊药房	钥匙圈	降低门诊医生不合格处方率
17	2014年	银奖	丹阳市人民医院	药学部	太阳圈	降低门诊药房发药差错率
18	2014年	优胜奖	淮安市第一人民医院	病区药房	钥匙圈	降低药品破损率
19	2014年	最佳执行奖	建湖县人民医院	病区药房	笑脸圈	提高病区药房库存准确率
20	2014年	铜奖	江南大学附属医院（无锡市第四人民医院）	静脉药物配置室	星心圈	减少PIVAS药品调配差错件数
21	2014年	最佳表现奖	江苏省人民医院	妇幼药房	一圈	提高门诊窗口服务规范的执行率
22	2014年	最佳表现奖	南通市第一人民医院	药剂科	同心圆圈	降低门诊药房调剂内差件数
23	2014年	铜奖	苏州大学附属第一医院	门诊药房	天可圈	减少自动化药房药品的报损率
24	2014年	铜奖	苏州大学附属儿童医院	临床药学室	臻环圈	降低ADR无效上报率
25	2014年	铜奖	苏州市立医院本部	临床药学室	拇指圈	提高住院患者对临床药师满意度
26	2014年	最佳执行奖	泰州市人民医院	北院门诊药房	魔方圈	提高门诊药房患者满意度
27	2014年	金奖	无锡市人民医院	中心药房	向日葵圈	提高摆药前流程时效
28	2014年	银奖	徐州医科大学附属医院	住院药房	和乐圈	降低住院药房针剂药品破损率
29	2014年	铜奖	盐城市第三人民医院	门急诊药房（南院）	阳光圈	提高门急诊药房患者满意度
30	2014年	铜奖	盐城市第一人民医院	门诊药房	细流圈	提高门诊发药处方数

十大步骤,步步崎岖,仍前去,只为护你用药周全。

——镇江市第一人民医院新区分院药剂科"朋友圈" 孙 萌

附录

序号	获奖年份	获奖等级	医院名称	部门名称	圈名	获奖主题名称
31	2014年	最佳表现奖	张家港市第一人民医院	静脉配置中心	片瓦圈	降低药物破损率
32	2014年	银奖	镇江市第一人民医院	门诊药房	钥匙圈	降低盘点疏失率
33	2014年	铜奖	中国人民解放军第八一医院	中心药房	进U圈	提高药品下送病区满意评分值
34	2015年	铜奖	常州市第二人民医院	门诊药房	闻药圈	降低门诊药房处方调配内差件数
35	2015年	优胜奖	常州市第三人民医院	门诊药房	同心圈	降低门诊药房过期药品发生率
36	2015年	最佳计划奖	丹阳市人民医院	药学部	求实圈	降低住院患者抗菌药物使用强度
37	2015年	铜奖	东台市人民医院	PIVAS	集思圈	提高药品账物相符率
38	2015年	优胜奖	淮安市第一人民医院	门诊药房	携手圈	降低门诊药房发药机差错率
39	2015年	铜奖	建湖县人民医院	病区药房	笑脸圈	提高病区药房临床满意度
40	2015年	优胜奖	江南大学附属医院（无锡市第四人民医院）	门诊西药房	携手圈	提高门诊药房账物相符率
41	2015年	优胜奖	江苏省苏北人民医院	住院药房	学思圈	降低特殊药品调配过程中不良事件发生率
42	2015年	铜奖	江苏省中医院	门诊中药房	百草圈	提高药品处方调配合格率
43	2015年	最佳计划奖	江苏盛泽医院	临床药学室	盛药圈	提高药品不良反应上报率
44	2015年	铜奖	连云港市第一人民医院	药学部	CQI圈	提高医护人员对病区药房满意度

十年成长，初心如故，把品管圈坚持到底。

——镇江市第一人民医院新区分院药剂科"朋友圈" 胡鹏慧

序号	获奖年份	获奖等级	医院名称	部门名称	圈名	获奖主题名称
45	2015年	优胜奖	南通市第一人民医院	药剂科	同心圆圈	缩短门诊药房患者取药候诊时间
46	2015年	优胜奖	南通市通州区人民医院	药剂科	药网情深圈	提高医嘱合理率
47	2015年	优胜奖	沛县人民医院	门诊西药房	微笑圈	提高用药交待满意度
48	2015年	金奖	苏州大学附属第一医院	静脉配置中心	羽翼圈	降低静脉用药调配差错率
48	2015年	金奖	苏州大学附属第一医院	门诊药房	天可圈	提高门诊哮喘、COPD患者吸入装置使用的依从性
50	2015年	金奖	苏州大学附属儿童医院	制剂室	自成圈	降低制剂成品不良率
51	2015年	金奖	苏州市立医院本部	临床药学室	拇指圈	提高住院患者吸入剂的正确使用率
52	2015年	银奖	无锡市人民医院	静脉配置中心	蜜蜂圈	降低静配中心调配内差件数
53	2015年	优胜奖	徐州市第一人民医院	门诊药房	至上圈	减少患者取药等候时间
54	2015年	铜奖	盐城市第三人民医院	门急诊药房（南院）	阳光圈	提高处方合格率
55	2015年	银奖	盐城市第一人民医院	门诊药房	细流圈	降低门诊药房药品盘点差错件数
56	2015年	铜奖	镇江市第一人民医院	静配配置中心	点滴圈	降低静配中心破损件数
57	2015年	银奖	镇江市第一人民医院	临床药学室	灵药圈	提高临床药师对出院患者的用药教育率
58	2015年	铜奖	中国人民解放军第八一医院	中心药房	进U圈	提高药品盘点效率

一组一圈，展PDCA。十年回眸，汗水与成长同在。

——镇江市第一人民医院新区分院药剂科"朋友圈"朱艳汇

序号	获奖年份	获奖等级	医院名称	部门名称	圈名	获奖主题名称
59	2016年	铜奖	常州市第二人民医院	门诊药房	闻药圈	提高门诊药房满意度
60	2016年	优胜奖	常州市第三人民医院	临床药学室	临药圈	降低眼科围手术期抗菌药物预防使用不合理率
61	2016年	最佳表现奖	常州市第一人民医院	门诊药房	蚂蚁圈	降低门诊不合理处方率
62	2016年	银奖	东台市人民医院	PIVAS	集思圈	提高抗肿瘤药物配置个人防护正确执行率
63	2016年	优胜奖	淮安市第一人民医院	临床药学室	灵药圈	提高临床药师知识储备
64	2016年	最佳表现奖	建湖县人民医院	病区药房	笑脸圈	缩短病区药房医嘱处理时间
65	2016年	铜奖	江南大学附属医院（无锡市第四人民医院）	静脉药物配置室	齐进圈	减少PIVAS药品损耗事件数
66	2016年	优胜奖	江苏省苏北人民医院	住院药房	学思圈	降低住院药房退药差错事件
67	2016年	最佳创新奖	连云港市第一人民医院	药学部	CQI圈	减少外科病区不合理退药件数
68	2016年	优胜奖	南京鼓楼医院集团宿迁市人民医院	药学部	仁济圈	降低急诊就诊中抗菌药物的使用率
69	2016年	金奖	南京市鼓楼医院	临床药学部	妙言药道圈	提高伏立康唑合理用药达标率
70	2016年	优胜奖	南通市第一人民医院	药剂科	同心圆圈	提高门诊药物咨询质量
71	2016年	最佳表现奖	沛县人民医院	门诊西药房	微笑圈	提高对药物咨询中患者的追踪成功率

改善工作流程，促进合理用药。

——丹阳市人民医院药学部"求实圈" 欧阳玉龙

勇立潮头 扬帆前行：江苏省医院品质管理十周年专辑

序号	获奖年份	获奖等级	医院名称	部门名称	圈名	获奖主题名称
72	2016年	最佳执行奖	苏州大学附属第二医院	门诊药房	QQ圈	提高急诊药房账物相符率
73	2016年	银奖	苏州大学附属第一医院	静脉配置中心	羽翼圈	提早第一批次成品输液下送时间
74	2016年	金奖	苏州大学附属第一医院	门诊药房	天可圈	提高门诊哮喘、COPD患者分级药学服务质量
75	2016年	创新奖	苏州大学附属儿童医院	静脉配置中心	收获圈	减少PIVAS调配住院长期医嘱的时间
76	2016年	优胜奖	苏州大学附属儿童医院	门诊药房	彩虹圈	提高药品周转率
77	2016年	铜奖	苏州市立医院本部	临床药学室	拇指圈	提高临床药师会诊的采纳率
78	2016年	银奖	苏州市立医院本部	信息小组	微波圈	提高药学部微信公众号关注度
79	2016年	优胜奖	泰州市人民医院	静配配置中心	希望圈	提高不合理医嘱干预的采纳率
80	2016年	最佳计划奖	无锡市人民医院	静脉配置中心	蜜蜂圈	缩短静脉用药调配中心配送时间
81	2016年	优胜奖	无锡市人民医院	临床药学室	凝药圈	降低Ⅰ类切口手术预防使用抗菌药物的不合理次数
82	2016年	铜奖	徐州市中心医院	临床药学部	拉手圈	提高临床药师会诊医嘱执行率
83	2016年	最佳计划奖	徐州医科大学附属医院	临床药学室	启航圈	提高我院临床药师培训基地学员成绩达优率
84	2016年	铜奖	盐城市第三人民医院	门急诊药房（南院）	阳光圈	提高门诊患者TDDS用药依从性
85	2016年	铜奖	盐城市第一人民医院	PIVAS	泉心泉意	降低近效期药品的库存数量

发挥集体智慧,开发无限脑力。

——丹阳市人民医院药学部"求实圈"　王惠霞

附录

序号	获奖年份	获奖等级	医院名称	部门名称	圈名	获奖主题名称
86	2016年	铜奖	盐城市第一人民医院	门诊药房	细流圈	降低门诊药房药品报损件数
87	2016年	银奖	镇江市第一人民医院	临床药学室	灵药圈	提高2型糖尿病患者自我管理达标率
88	2016年	金奖	镇江市第一人民医院	门诊药房	钥匙圈	提高门诊哮喘、COPD病人吸入用装置使用依从性
89	2016年	铜奖	镇江市第一人民医院新区分院	药剂科	朋友圈	提高门诊患者胰岛素注射装置使用依从性
90	2017年	优胜奖	常州市第二人民医院	门诊药房	闻药圈	减少门急诊手工处方数量
91	2017年	银奖	常州市第三人民医院	制剂室	桐君圈	提高口服液综合品质率
92	2017年	优胜奖	常州市第一人民医院	临床药学	星火圈	降低住院患者辅助用药使用强度
93	2017年	金奖	东台市人民医院	PIVAS	集思圈	降低移动调配终端PDA扫描执行缺失率
94	2017年	最佳表现奖	淮安市第一人民医院	临床药学室	灵药圈	降低辅助用药不合理使用率
95	2017年	铜奖	建湖县人民医院	病区药房	笑脸圈	降低病区药房药品破损件数
96	2017年	铜奖	江南大学附属医院（无锡市第四人民医院）	药学部联合医务处、急诊科、门诊部	优抗圈	提高急诊静脉输注抗菌药物处方合格率
97	2017年	铜奖	江苏大学附属医院	临床药学室	CP圈	提高慢阻肺患者稳定期自我管理能力
98	2017年	铜奖	江苏省人民医院	门诊药房	青草圈	降低门诊药房外差发生率

六年品管路，点滴在心头。我用心，您点赞！

——苏州市立医院本部临床药学室"拇指圈" 薛盛敏

序号	获奖年份	获奖等级	医院名称	部门名称	圈名	获奖主题名称
99	2017年	优胜奖	江苏省苏北人民医院	住院药房	学思圈	规范药品冷链管理，降低冷链药品断链风险
100	2017年	最佳执行奖	南京鼓楼医院集团宿迁市人民医院	药学部	同心圈	提高不良反应报表合格率
101	2017年	最佳成果奖	南通大学附属医院	病区药房	集思圈	提高病区药房调剂效率
102	2017年	铜奖	南通市通州区人民医院	药剂科	药网情深圈	提高限制使用级抗菌药物抗菌药物微生物送检率
103	2017年	优胜奖	沛县人民医院	中心药房	温馨圈	提高2型糖尿病患者的用药依从性
104	2017年	最佳表现奖	如皋市人民医院	门诊药房	101圈	提高门诊二科患者雾吸用药依从性
105	2017年	优秀奖	苏州大学附属第二医院	静脉配置中心	泡腾圈	构建住院药房信息化库存管理系统
106	2017年	金奖	苏州大学附属第一医院	门诊药房	天可圈	提高门诊药师对高血压患者的药学服务质量
107	2017年	优胜奖	苏州大学附属儿童医院	园区中心药房	点心圈	制定轨道小车物流传输系统使用规范
108	2017年	最佳执行奖	苏州市立医院本部	信息小组	微波圈	利用互联网+提高网络咨询在用药咨询中的比例
109	2017年	优胜奖	泰州市人民医院	北院皮肤科药房	卫星圈	减少卫星药房外用药品使用不正确患者人数
110	2017年	铜奖	无锡市第二人民医院	静脉配置中心	啄木鸟圈	降低仓内药物配置过程中的差错件数
111	2017年	铜奖	徐州医科大学附属医院	临床药学室	启航圈	提高我院口服华法林患者INR值达标率

增加团队凝聚力和个体自信心。

——丹阳市人民医院药学部"求实圈" 李春霞

序号	获奖年份	获奖等级	医院名称	部门名称	圈名	获奖主题名称
112	2017年	最佳创新进步奖	徐州医科大学附属医院	药学部	CPU圈	提高微信公众号的关注度
113	2017年	优胜奖	盐城市第三人民医院	门急诊药房（南院）	阳光圈	提高门诊婴幼儿常用口服药物使用依从性
114	2017年	银奖	盐城市第一人民医院	门诊药房	细流圈	通过"风险管理"降低门诊糖尿病患者潜在用药风险的频次
115	2017年	优秀奖	盐城市第一人民医院	药学部住院药房	新心圈	住院药房对各病区优质化服务的流程建立与完善
116	2017年	优胜奖	扬中市人民医院	临床药学室	绿叶圈	提高2型糖尿病出院患者血糖达标率
117	2017年	银奖	镇江市第一人民医院	门诊药房	钥匙圈	提高门诊哮喘患者的药学服务质量
118	2017年	铜奖	镇江市第一人民医院新区分院	药剂科	朋友圈	提高家庭药品管理与使用合格率
119	2017年	金奖、课题创新奖	中国人民解放军第八一医院	中心药房	进U圈	开发病区药房药师为患者合理用药服务的新举措
120	2017年	金奖、课题创新奖	中国人民解放军第八一医院	病区药房	七彩圈	构建医保患者中药注射剂规范使用模式
121	2018年	优胜奖	常州市第三人民医院	中心药房	HOPE圈	减少病区退药差错数量
122	2018年	优胜奖	常州市第四人民医院	静脉配置中心	蜜蜂圈	降低成品输液调配差错的发生率
123	2018年	优胜奖	丹阳市人民医院	药学部	求实圈	提高高警讯药品管理合格率

打破传统管理模式，积极调动主观能动性。

——丹阳市人民医院药学部"求实圈" 张瑶

序号	获奖年份	获奖等级	医院名称	部门名称	圈名	获奖主题名称
124	2018年	铜奖	淮安市第二人民医院	药学部	春泥圈	提高我院Ⅰ类切口手术预防使用抗菌药物给药时机合理率
125	2018年	最佳创新奖	淮安市第一人民医院	临床药学室	灵药圈	构建基于危重患者的新型肠内营养模式
126	2018年	优胜奖	淮安市淮安医院	药材科	薄荷圈	降低药品不良反应漏报率
127	2018年	优胜奖	江南大学附属医院(无锡市第四人民医院)	药学部联合呼吸内科	绿畅圈	提高COPD患者吸入制剂的正确使用率
128	2018年	银奖	江苏省人民医院	门诊药房	青草圈	提高自动发药机发药效率
129	2018年	优胜奖	江苏省苏北人民医院	药库	药供圈	降低药占比
130	2018年	金奖	江苏省中医院	门诊中药房	曜济圈	我院健康产品——防感香囊外观形象设计更新
131	2018年	金奖	宿迁市洋河人民医院	病区药房	和谐圈	降低病区药房药品调配差错件数
132	2018年	金奖	苏州大学附属第二医院	静脉配置中心	呵护圈	构建PIVAS闭环管理体系
133	2018年	金奖	苏州大学附属第一医院	门诊药房	天可圈	提高门诊糖尿病患者胰岛素注射液使用依从性
134	2018年	金奖	南京市儿童医院	门诊药房	泉心圈	减少自动化发药系统故障发生频次
135	2018年	优胜奖	江阴市人民医院	门诊西药房	同心圈	提高门诊患者吸入剂使用正确率

品诸药之功效,管利他之心性,圈敬业奉献之精神。

——丹阳市中医院药剂科"莲心圈" 王剑锋

附录

序号	获奖年份	获奖等级	医院名称	部门名称	圈名	获奖主题名称
136	2018年	铜奖	靖江市人民医院	药学部	希望圈	降低医院药品质量安全缺陷例数
137	2018年	银奖	连云港市第一人民医院	药学部	CQI圈	多中心联合提高严重/新的药品不良反应上报比例
138	2018年	银奖	南京鼓楼医院集团宿迁市人民医院	药学部	同心圈	构建呼吸科预防使用PPI规范化模式
139	2018年	最佳表现奖	南通大学附属医院	病区药房	集思圈	提高出院带药窗口调剂效率
140	2018年	铜奖	南通大学附属医院	药学部	品尚圈	构建重点监控药品规范化的管理体系
141	2018年	银奖	南通瑞慈医院	药剂科	慈航圈	提高患者胰岛素注射技术的规范率
142	2018年	铜奖	南通市通州区人民医院	药剂科	药网情深圈	降低万古霉素不合理使用率
143	2018年	铜奖	南通市肿瘤医院	药剂科	源圈	降低PIVAS不合理医嘱率
144	2018年	优胜奖	沛县人民医院	门诊西药房	微笑圈	提高门诊药房药师工作质量考核分值
145	2018年	优胜奖	沛县人民医院	中心药房	温馨圈	提高公众对药学服务的认知度
146	2018年	铜奖	如皋市人民医院	临床药学室	霹雳圈	构建Ⅰ类切口手术及特殊诊疗操作预防用抗菌药物的管理模式
147	2018年	铜奖	如皋市中医院	药剂科	修治圈	提高手工泛丸的规范性
148	2018年	铜奖	苏州大学附属第二医院	门诊药房	QQ圈	构建与应用门诊审方体系

以圈凝心,以圈会友,以圈聚力。

——丹阳市中医院药剂科 "莲心圈" 李琴

序号	获奖年份	获奖等级	医院名称	部门名称	圈名	获奖主题名称
149	2018年	银奖	苏州大学附属儿童医院	门诊药房	彩虹圈	提高门诊药房满意度
150	2018年	最佳团队奖	宿迁市第一人民医院	药学部	药尘圈	提高基本药物使用率
151	2018年	优胜奖	泰州市人民医院	制剂室	称心圈	降低万元制剂配制一次性耗材使用金额
152	2018年	铜奖	泰州市中医院	药学部	本草圈	提高门诊患者正确煎煮中药的知晓率
153	2018年	铜奖	武进人民医院	门诊西药房	萌芽圈	提高门诊西药房用药交代质量
154	2018年	优胜奖	徐州市第一人民医院	临床药学室	荣药圈	降低糖尿病患者低血糖事件发生率
155	2018年	银奖	徐州市妇幼保健院	门诊药房	爱莲圈	降低门诊药房药品调剂差错件数
156	2018年	铜奖	徐州医科大学附属医院	临床药学室	启航圈	构建针对瓣膜置换术后患者抗凝一体化的门诊管理模式
157	2018年	铜奖	徐州医科大学附属医院	药学部	CPU圈	提高哮喘及COPD患者使用吸入制剂的正确率
158	2018年	优胜奖	盐城市第三人民医院	北院静脉配置中心	365圈	降低PIVAS住院医嘱不合格率
159	2018年	优胜奖	盐城市第三人民医院	北院门诊药房	博药圈	提高门诊药房处方合格率
160	2018年	铜奖	盐城市第三人民医院	门急诊药房（南院）	阳光圈	构建门诊药房智能配发系统B模式
161	2018年	银奖	盐城市第一人民医院	PIVAS	泉心泉意圈	缩短PIVAS危害药品的出舱时间

品质精良,管理精细,圈出精华。

——镇江市丹阳市中医院药剂科 "莲心圈" 丁梅霞

序号	获奖年份	获奖等级	医院名称	部门名称	圈名	获奖主题名称
162	2018年	银奖	镇江市第一人民医院	临床药学室	灵药圈	构建基于MTMs理念的临床药学服务模式
163	2018年	铜奖	镇江市中西医结合医院	门诊中药房	百草圈	提高门诊中药房处方合格率
164	2018年	铜奖	中国人民解放军第八一医院	静脉配置中心	放心圈	降低取药错误率
165	2018年	银奖	中国人民解放军第八一医院	中心药房	进U圈	投入内嵌MCU的智能模块重塑药品下送新模式
166	2019年	银奖	常州市第一人民医院	静脉配置中心	静远圈	PIVAS的肠外营养综合药学服务模式构建
167	2019年	金奖	中国人民解放军第八一医院	军改药房	789圈	优化军改药房工作流程，提高为兵服务满意度
168	2019年	金奖	南京医科大学第二附属医院	临床药学室	仁爱圈	提高外科肠外营养医嘱合理率
169	2019年	金奖	苏州大学附属第二医院	静脉配置中心	呵护圈	构建麻醉药品全程化管理体系
170	2019年	金奖	苏州大学附属第二医院	门诊药房	QQ圈	构建腹透患者的优质化服务体系
171	2019年	银奖	南通大学附属医院	病区药房	集思圈	降低病区药房实物退药率
172	2019年	银奖	南通大学附属医院	临床药学室	清药圈	降低门诊患者药品漏取率
173	2019年	银奖	苏州大学附属第二医院（浒关院区）	门诊药房	GREEN圈	提高儿童口服用药依从性
174	2019年	银奖	苏州大学附属第一医院	临床药学室	审方圈	优化全医嘱审核体系的质量

以心换心，用圈连圈，大爱无言，慈心济世。

——丹阳市中医院药剂科"莲心圈" 杨洁

勇立潮头 扬帆前行：江苏省医院品质管理十周年专辑

序号	获奖年份	获奖等级	医院名称	部门名称	圈名	获奖主题名称
175	2019年	银奖	苏州大学附属儿童医院	临床药学室	臻环圈	提高儿科审方规则数据库拦截率
176	2019年	银奖	苏州市立医院本部	临床药学室	拇指圈	构建万古霉素"精准用药"模式
177	2019年	银奖	无锡市妇幼保健院	临床药学室	渔乐圈	提高药品不良反应上报率
178	2019年	银奖	盱眙县人民医院	临床药学室	香满泽兰圈	提高糖尿病患者用药依从性
179	2019年	银奖	徐州医科大学附属医院	临床药学室	启航圈	降低我院住院患者辅助用药不合理使用率
180	2019年	银奖	盐城市第一人民医院	门诊药房	细流圈	通过精细化管理降低门诊"冷链药品"潜在不良事件的频次
181	2019年	银奖	中国人民解放军第八一医院	静脉配置中心	放心圈	PIVAS工作模式的改进
182	2019年	银奖	连云港市市立东方医院	临床药学室	精诚圈	药师伴您降压行——提高慢病患者血压控制率
183	2019年	银奖	常州市第一人民医院	静脉配置中心	静远圈	构建PIVAS的肠外营养综合药学服务模式
184	2019年	铜奖	江苏大学附属医院	临床药学室	CP圈	提高房颤患者服用抗凝药物华法林的自我管理能力
185	2019年	铜奖	连云港市第一人民医院	门诊药房	守护圈	提高门诊药房自动发药机直发率
186	2019年	铜奖	江苏省中西医结合医院	门诊药房	甜甜圈	提高门诊患者对代煎中药的满意度
187	2019年	铜奖	常州市武进人民医院	门诊药房	百叶圈	提高特殊使用级抗菌药物合理率

品一品,品出高效管理;圈一圈,圈出医者仁心。

——丹阳市中医院药剂科"莲心圈" 罗媛

序号	获奖年份	获奖等级	医院名称	部门名称	圈名	获奖主题名称
188	2019年	铜奖	建湖县人民医院	静脉配置中心	圆圈圈	提高PIVAS临床服务满意度
189	2019年	铜奖	南京市儿童医院	门诊药房	泉心圈	提高耳鼻喉科儿童患者用药依从率
190	2019年	铜奖	常州市第三人民医院	住院药房	HOPE圈	减少病区退药件数
191	2019年	铜奖	江苏盛泽医院	临床药学室	携手圈	降低抗肿瘤药物使用的不规范率
192	2019年	铜奖	沭阳县中医院	中药房	齐星圈	缩短门诊中药房患者取药等候时间
193	2019年	铜奖	南通市肿瘤医院	静脉配置中心	源圈	缩短细胞毒药物成品输液存放时间
194	2019年	铜奖	东台市人民医院	门诊药房	仁心圈	缩短互联网延伸处方的发药时间
195	2019年	铜奖	苏州大学附属第一医院	门诊药房	可乐圈	提高DTC患者术后左甲状腺素钠服用依从性
196	2019年	铜奖	连云港市赣榆区人民医院	临床药学室	连心圈	降低住院患者时间依赖型抗菌药物使用不合格率
197	2019年	铜奖	淮安市第一人民医院	临床药学室	灵药圈	建立与实施口服华法林患者的药学监护路径
198	2019年	铜奖	海安市人民医院	临床药学室	众思圈	构建紧密型医联体药学服务延伸模式
199	2019年	铜奖	南京鼓楼医院集团宿迁市人民医院	药学部	同心圈	构建腹膜透析患者延伸医疗服务模式
200	2019年	铜奖	新沂市中医院	临床药学室	四新圈	降低我院药品不良反应无效上报率

品管圈增加了我们的团队凝聚力。

—— 镇江市中西医结合医院药械科门诊西药房"阳光圈" 奚红霞

序号	获奖年份	获奖等级	医院名称	部门名称	圈名	获奖主题名称
201	2019年	铜奖	张家港市中医医院	静脉配置中心	鲤鱼圈	降低PIVAS药品破损件数
202	2019年	铜奖	泰州市中医院	中药房	神农圈	构建药师志愿者服务模式
203	2019年	铜奖	连云港市第一人民医院	临床药学室	CQI圈	医药联合构建肿瘤患者药品不良反应转归模式
204	2019年	铜奖	江南大学附属医院(无锡市第三人民医院)	临床药学室	甜蜜圈	基于iGMS构建临床药师主导的围术期血糖管理体系

　　注:相关数据来自各市的反馈信息。因为历经十年,部分圈的成员和联系人也有所调整,所以表格中的数据难免有疏漏之处,敬请理解。

药师用天使之翼托起病人恢复健康的希望。

——镇江市中西医结合医院药械科门诊西药房"阳光圈" 李文霞

附录2　精彩瞬间(2009~2019)

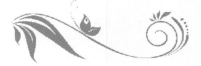

　　《精彩瞬间》是这本专辑中最生动的一面,画面可视、可触,那一景一情、一颦一笑打开了每一位开拓者、每一名参与者心中最温暖的记忆之门,动情诠释了十年之行的足迹。

　　品管圈的十年,3000多个日夜在岁月的长河中如流星闪耀而过,每一个值得怀念的时刻、每一个值得铭刻的时段、每一个值得珍藏的荣誉……翻涌在脑海,不能淡忘,必须要给它们设计一个神圣的仪式感,使之清晰地驻留在你我眼前。这不仅是江苏省医院药学品管圈项目的纪念升华,更是对江苏省医院药学品管圈十周年开疆拓土的领导们、圈员们的尊爱。让一代代圈员回看一幕幕精彩的瞬间,汲取一点点过往的力量,始终保持"初见"时的美好、始终保持"初识"时的热爱。

　　近年的照片易得,但是十年前江苏省医院药学品管圈项目筹备、启动和培训的照片寻找不易。辗转寻觅,在药学会以及当年协助品管圈项目启动和推行的多位领导们的关心和帮助下,才寻得一些照片,让我们重温当年激动人心的盛况。在此致以深深的谢意!

阳光圈,带给病人阳光一样的温暖,圆满解决问题。

——镇江市中西医结合医院药械科门诊西药房"阳光圈"　李维、杨倩

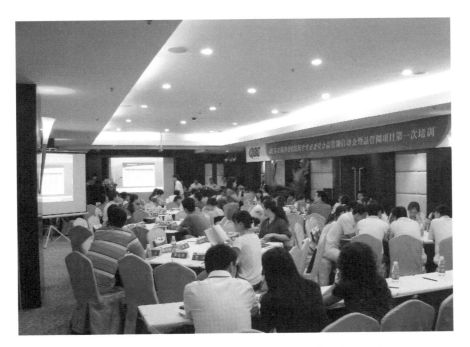

附图 2.1 2009 年江苏省品管圈项目启动暨第一次培训会

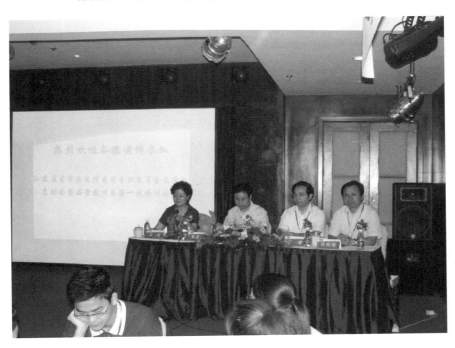

附图 2.2 2009 年江苏省品管圈项目启动暨第一次培训会开幕

用我们的爱心和耐心为患者提供星级药学服务。

——镇江市中西医结合医院药械科门诊西药房"阳光圈" 徐树银、刘丽丽

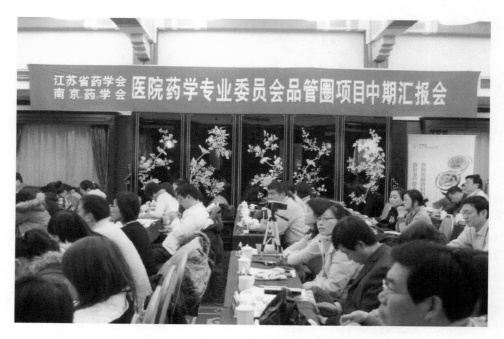

附图2.3　2009年品管圈项目中期汇报会

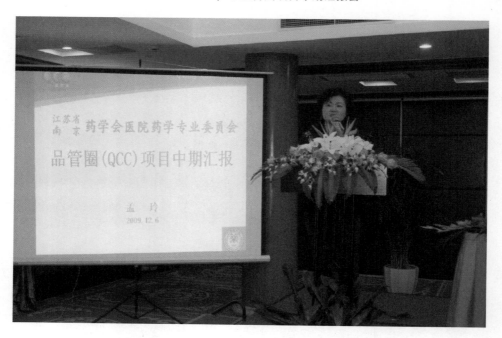

附图2.4　2009年孟玲主委做品管圈项目中期汇报

品管圈不再神秘和陌生,大家都热情参与。

——镇江市中西医结合医院药械科门诊西药房"阳光圈"　毛家斌、王誉荣

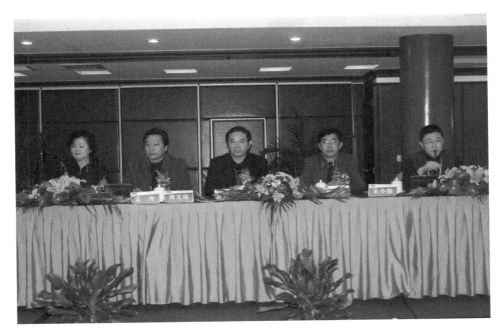

附图2.5　2009年江苏省品管圈项目中期汇报会启动仪式

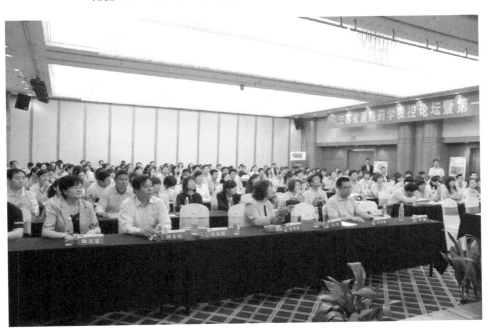

附图2.6　2010年江苏省第一期药学品管圈活动汇报大赛现场

在摸索中学习同行的先进之处,对自身加以改善。

——镇江市中西医结合医院药械科"百草圈"　黄晓凡

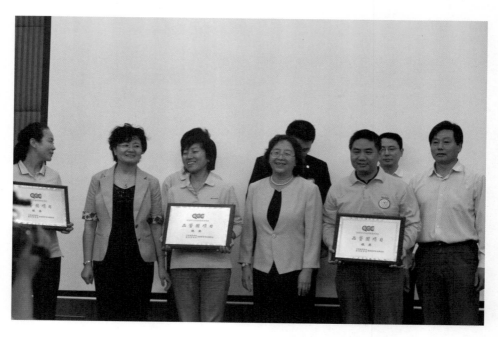

附图2.7 2010年江苏省第一期品管圈成果汇报大赛颁奖现场

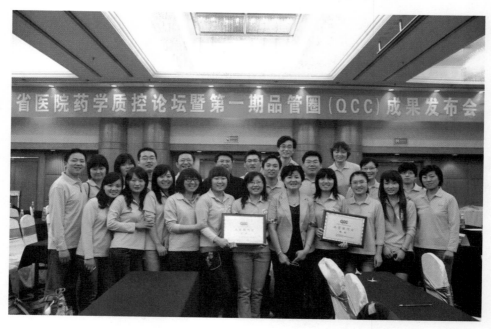

附图2.8 2010年江苏省人民医院品管圈参加大赛获奖合影

发现问题,解决问题,携手并进。

——镇江市中西医结合医院药械科"百草圈" 费凯

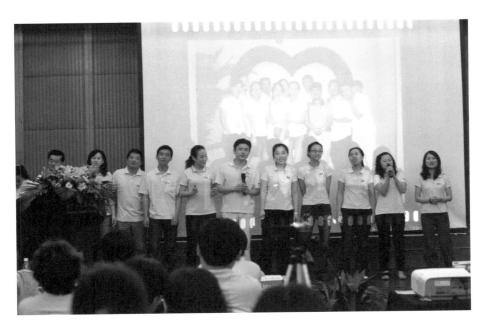

附图2.9　2010年江苏省第一期药学品管圈大赛比赛现场

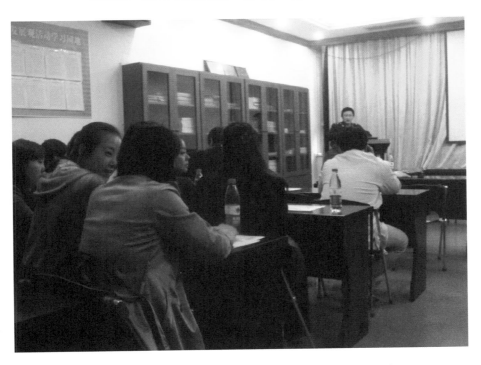

附图2.10　2010年10月南京市中片区品管圈活动交流分享

催人进步,力争更大胆地挑战自我。

——镇江市中西医结合医院药械科"百草圈"　徐晗

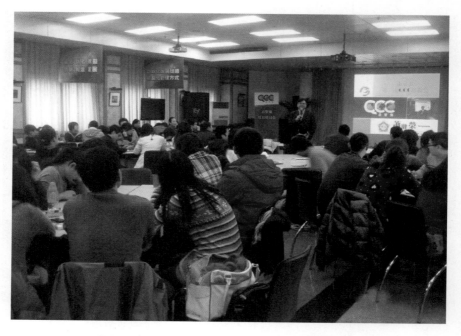

附图2.11　2010年12月南京市第二次品管圈培训会

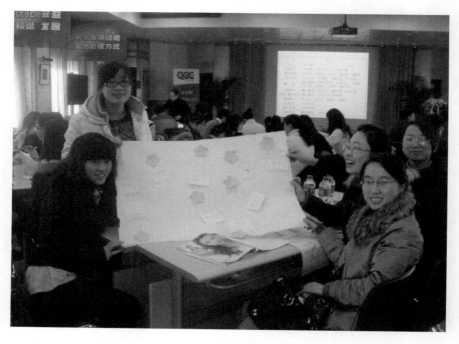

附图2.12　2010年12月南京市第二次品管圈培训现场的圈组培训作品展示

从什么都不会到应用于解决问题,实现飞跃。

——镇江市中西医结合医院药械科"百草圈"　谢婧

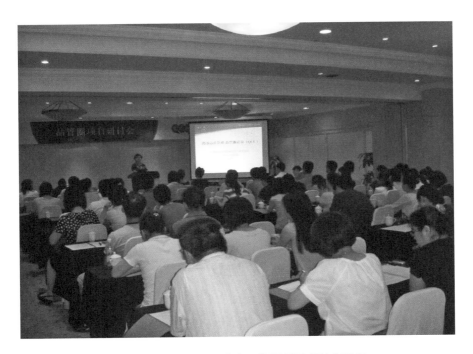

附图2.13　2011年江苏省品管圈项目研讨会现场

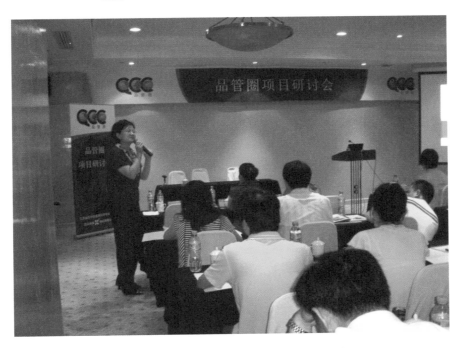

附图2.14　2011年江苏省品管圈项目研讨会

品管圈,你我他;共参与,办法多;出成果,共进步。

——江苏大学附属医院药剂科临床药学室"CP圈"　姜丹

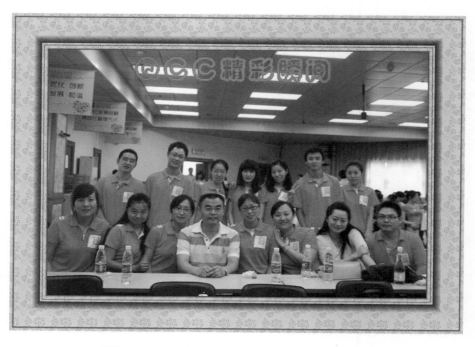

附图2.15　2011年江苏省第二期品管圈成果汇报大赛

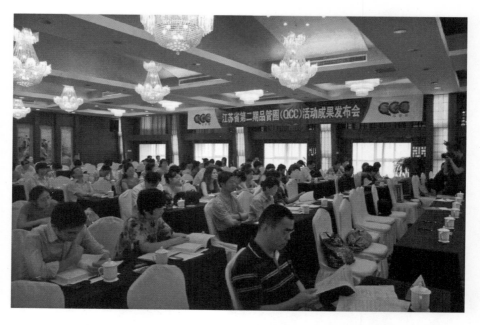

附图2.16　2011年江苏省第二期品管圈成果发布交流会现场

创品牌,助管理,促提升,共发展。

——江苏大学附属医院药剂科临床药学室"CP圈"　汪华君

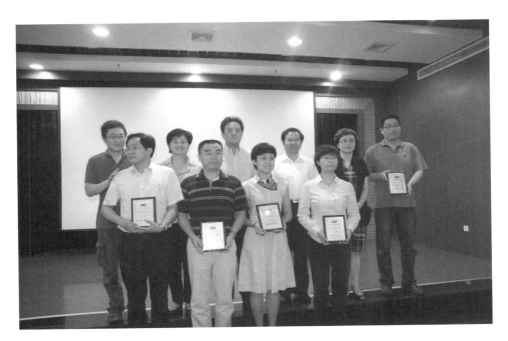

附图2.17　2011年江苏省第二期品管圈成果发布交流会颁奖仪式

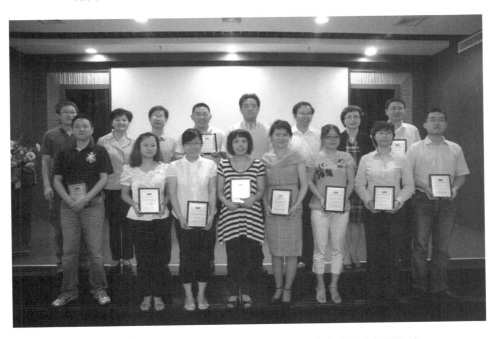

附图2.18　2011年江苏省第二期品管圈成果发布交流会颁奖仪式

全员参与,团结一心,攻坚克难,共同进取。

——江苏大学附属医院药剂科临床药学室"CP圈"　缪旭

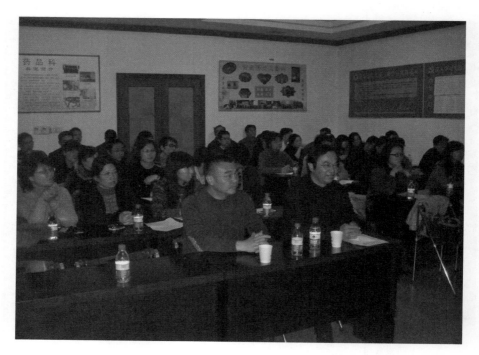

附图2.19 2011年12月江苏省品管圈活动总结与经验交流会现场

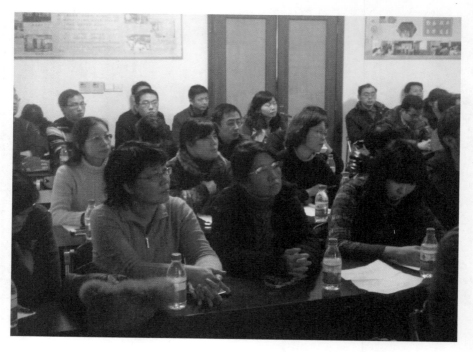

附图2.20 2011年12月江苏省品管圈活动总结与经验交流会

以品管圈之魅力,促患者用药安心、放心。

——江苏大学附属医院药剂科临床药学室"CP圈" 曾超

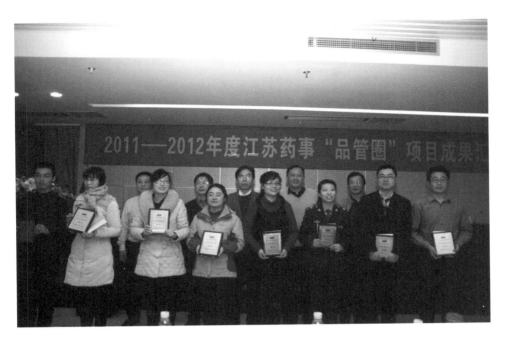

附图2.21　2012年江苏省品管圈成果汇报大赛颁奖现场

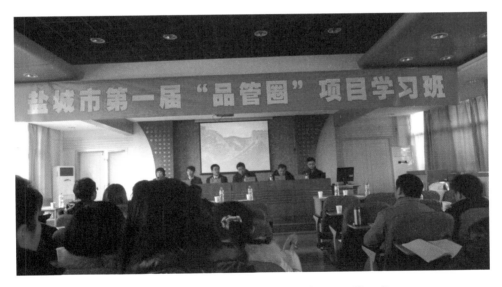

附图2.22　2012年盐城市第一届品管圈项目学习班

不是一个人的王者,而是团队的"容药"。

——句容市人民医院临床药学室"容药圈" 张恒

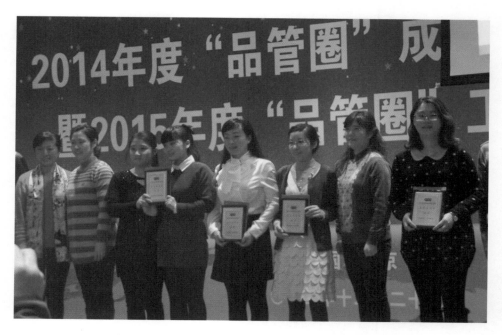

附图2.23 2014江苏省品管圈成果汇报大赛颁奖现场

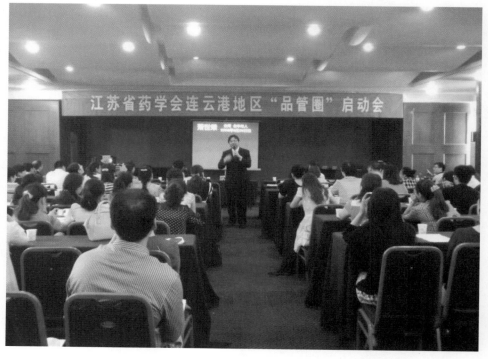

附图2.24 2014年连云港地区品管圈启动会邀请台湾地区品管圈专家萧世荣授课

品管圈——为质量品质而生,在困境中成长。

——句容市人民医院临床药学室"容药圈" 许广丽

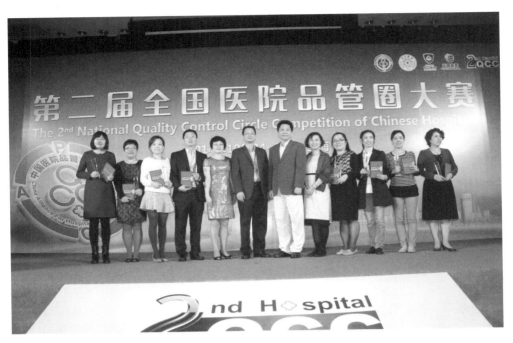

附图2.25　2014年盐城参赛圈参加第二届全国医院品管圈大赛的圈队喜获三等奖

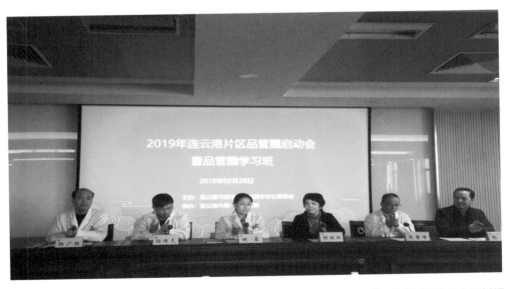

附图2.26　2019年连云港片区品管圈启动会暨品管圈学习班邀请顾继红主任、张骞峰主任授课

品管圈中你我他,集思广益促发展。

　　　　　　　　　　　　　　　　——句容市人民医院临床药学室"容药圈"　吴薇

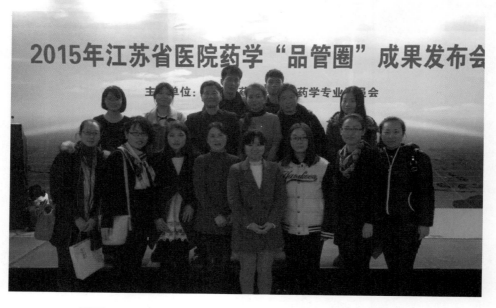

附图2.27　2015年无锡参赛圈参加江苏省药学品管圈比赛现场

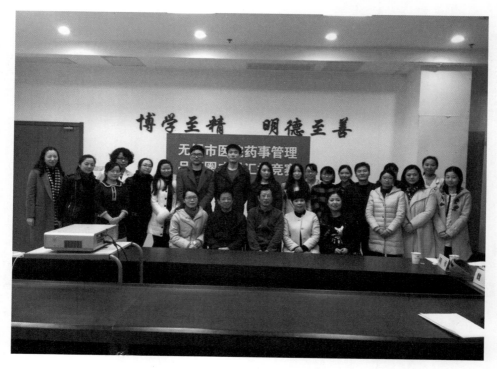

附图2.28　2015年无锡片区成果汇报会

品管圈让我更好地服务于患者,提升自我价值观。

——句容市人民医院门诊药房"药服圈"　陈弘君

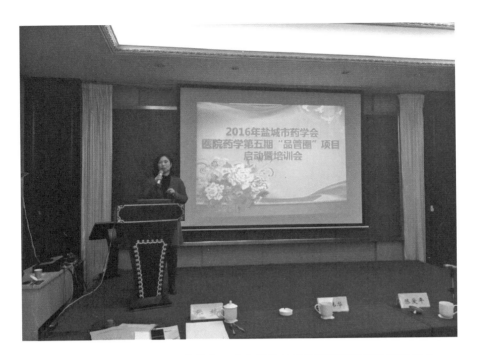

附图2.29　2016年盐城市药学会医院药学第五期品管圈项目启动暨培训会

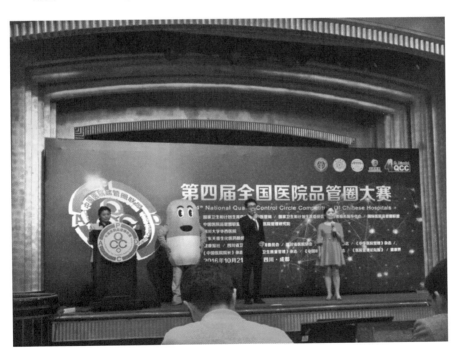

附图2.30　2016年鼓楼医院"妙言要道圈"喜获第四届全国医院品管圈大赛二等奖

让品管圈理念深入人心,让患者对我们服务放心。

——句容市人民医院临床药学"容药圈"　杨念

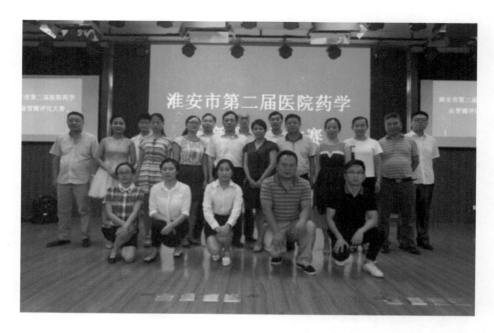

附图2.31　2016年淮安市医院药学品管圈成果汇报会

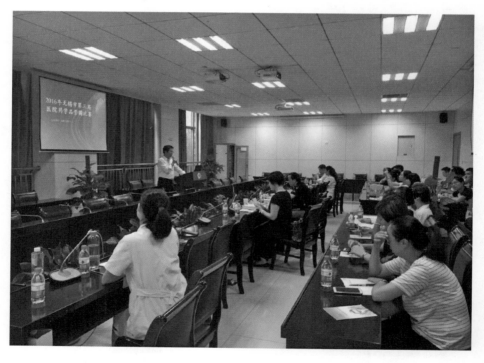

附图2.32　2016年无锡市第三届药学品管圈比赛

积极靠临床,把握好态度,和谐药患良性循环。

——句容市人民医院门诊药房"药服圈"　沈著

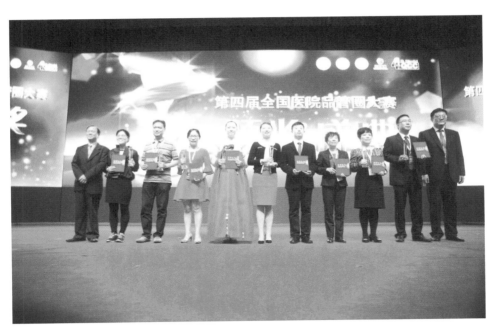

附图2.33　2016年无锡市江南大学附属医院(原无锡市第四人民医院)参加第四届全国品管圈比赛现场

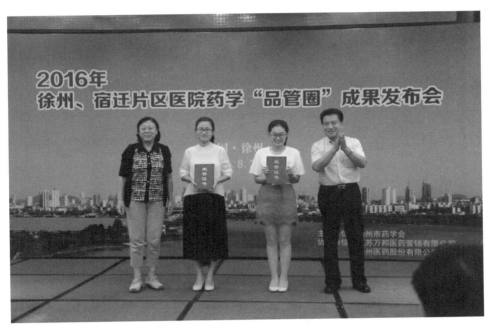

附图2.34　2016年徐州市第一人民医院"至上圈"喜获徐州宿迁片区医院药学品管圈大赛二等奖

针对问题,凝聚智慧,通过团队力量,感受品管圈给团队带来的进步。

——扬中市人民医院"绿叶圈"　张艳

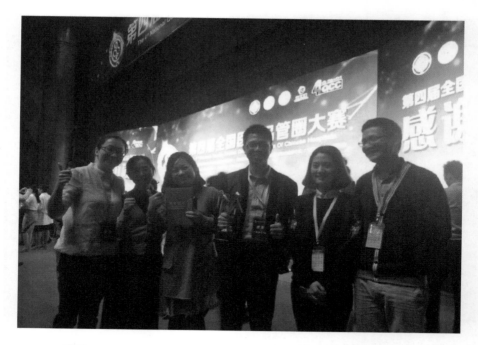

附图2.35　2016年镇江圈队勇夺第四届全国医院品管圈大赛一等奖

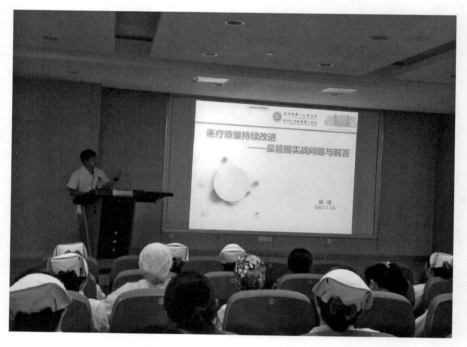

附图2.36　2017年常州市组织品管圈培训学习

群策群力,发挥每个人的智慧,不断改进工作中存在的问题。

——扬中市人民医院"绿叶圈"　徐刚

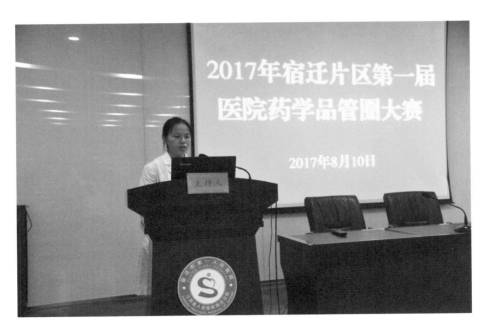

附图2.37　2017年宿迁品管圈片区第一届品管圈大赛

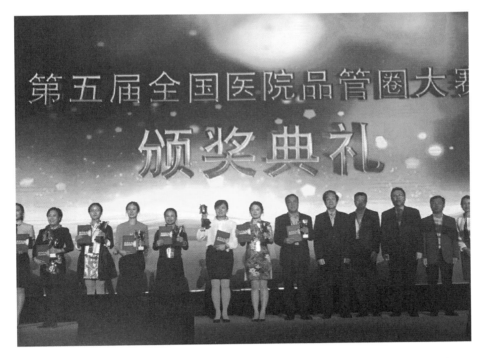

附图2.38　2017年东台市人民医院"集思圈"勇夺第五届全国医院品管圈大赛一等奖

　　全体圈员在为一个共同目标而努力的过程中集思广益,建立了信任,增强了团队的凝聚力,活跃了科室气氛。

——扬中市人民医院"绿叶圈"　丁恒生

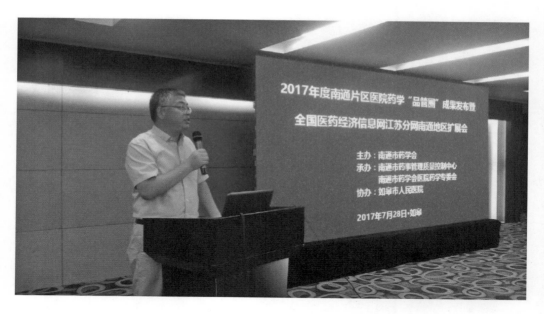

附图2.39　2017年南通片区医院药学品管圈成果发布

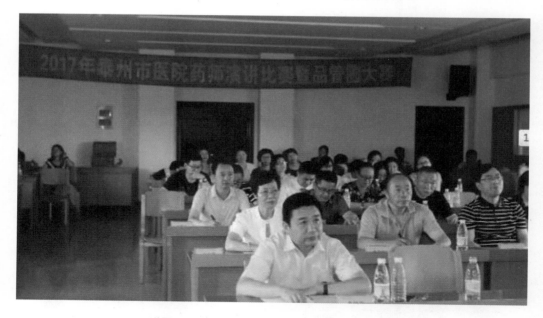

附图2.40　2017年泰州市医院品管圈比赛现场

红花终须绿叶配,凭借品管成红花。

——扬中市人民医院"绿叶圈"　包勇

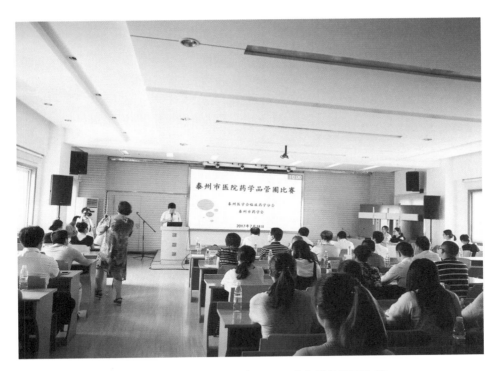

附图2.41　2017年泰州市组织医院药学品管圈比赛

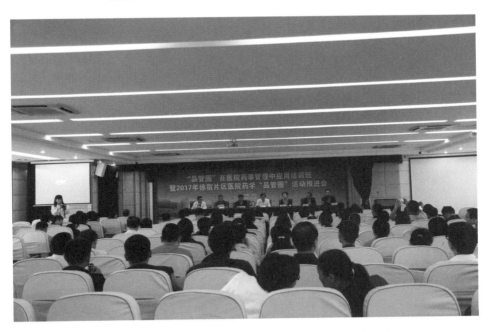

附图2.42　2017年徐州宿迁片区药学品管圈推进培训会

品管圈是一个团队,所有圈员,相互协助,取长补短,才能发挥一个团队的力量。

——扬中市人民医院"绿叶圈"　陈学军

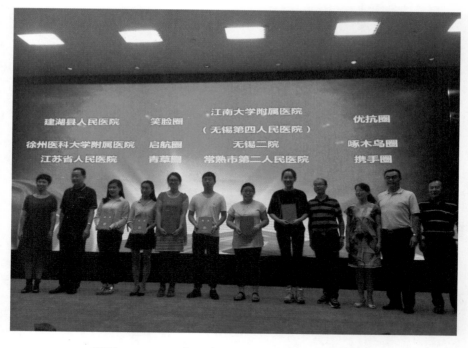

附图2.43　2017年江苏省药学会品管圈比赛颁奖现场

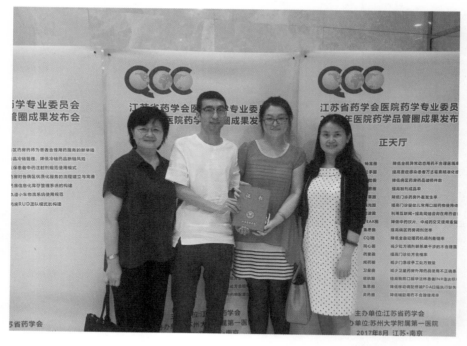

附图2.44　2017年江苏省人民医院"青草圈"参加省大赛获金奖

以患者为本,以品管为名,树药师服务新风!

——盐城市第一人民医院南区门诊药房"乘风圈"　张琳琳

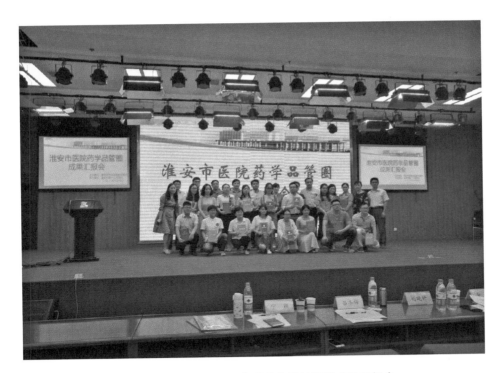

附图2.45 2018年淮安市医院药学品管圈成果汇报会

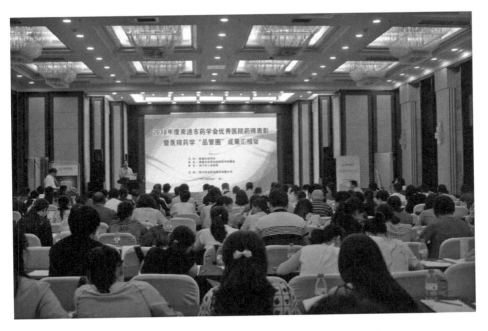

附图2.46 2018年南通市医院药学品管圈成果汇报

一步一个脚印,品质改善,永无止境!

——盐城市第一人民医院南区门诊药房"乘风圈" 张奕

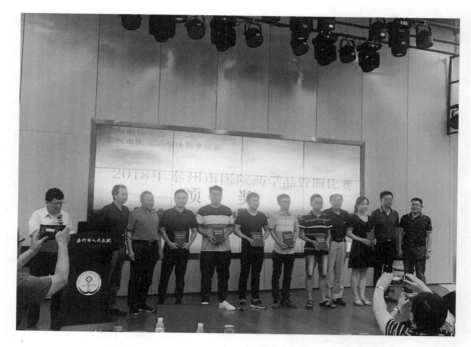

附图2.47　2018年泰州市医院药学品管圈比赛颁奖

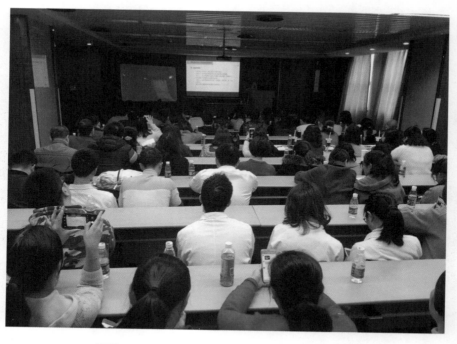

附图2.48　2018年无锡片区举办品管圈技能培训

路漫漫其修远兮,品管之路任重而道远!

——盐城市第一人民医院南区门诊药房"乘风圈"　刘会军

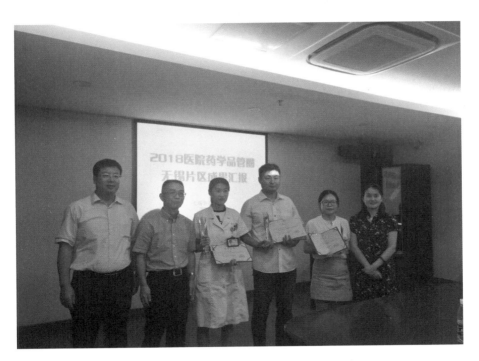

附图2.49　2018年无锡片区品管圈成果比赛

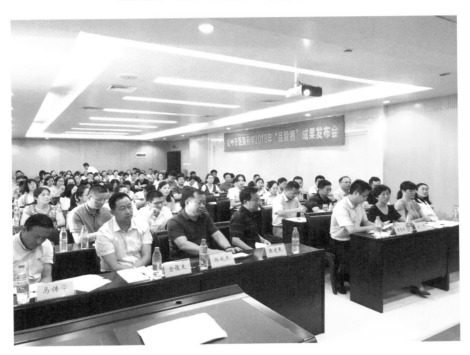

附图2.50　2018年徐州市医院药学品管圈成果发布会

质量改进永远只有进行时没有完成时，品管圈活动永远在路上，我们风雨共存！

——建湖县人民医院中心药房"笑脸圈"　李源

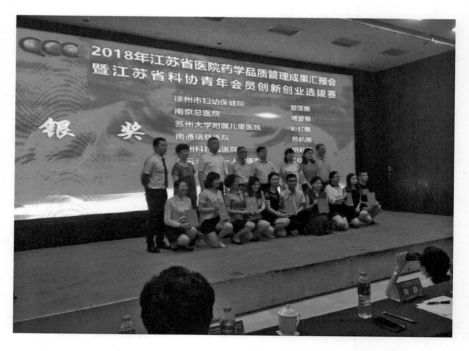

附图2.51　2018年徐州圈队参加江苏省医院药学品管圈汇报大赛喜获银奖

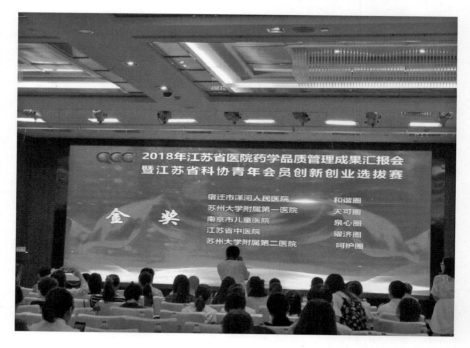

附图2.52　2018年江苏省品管圈大赛金奖

品管圈开放了思维,提高了表达能力、组织协作能力,一圈多能,硕果累累。

——盐城市第一人民医院门诊药房"细流圈"　蔡云清

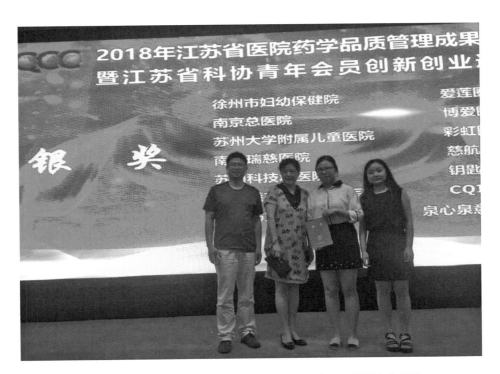

附图2.53　2018年南通圈队喜获江苏省医院药学品管圈大赛银奖

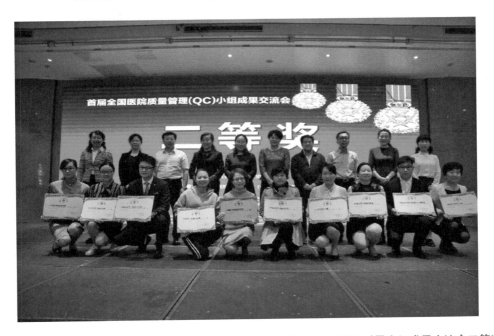

附图2.54　2018年盐城第一人民医院"细流圈"获首届全国医院质量管理质量小组成果交流会二等奖

做一个充满能量、饱含激情的药学人。

——盐城市第二人民医院门诊药房"甘露圈"　董艳丽

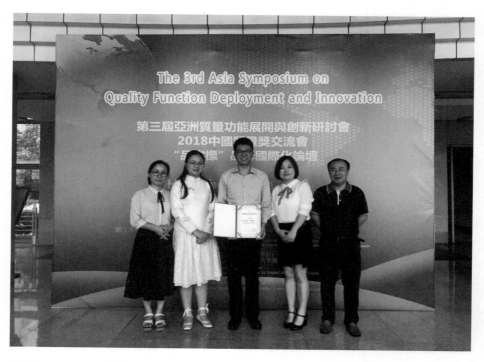

附图2.55　2018年镇江圈队参加"2018亚洲医疗质量改善改进项目发表赛"喜获二等奖

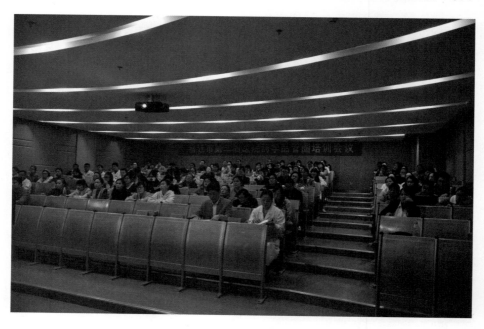

附图2.56　宿迁市第二届医院药学品管圈交流会

发现问题,分析问题,解决问题,一步步解决问题,也是一步步完善自己。

——盐城市第三人民医院"启钥圈"　张伟

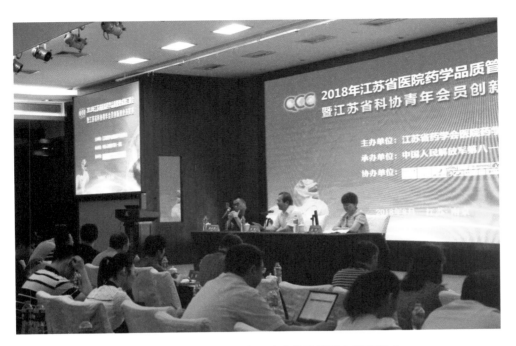

附图2.57　2018年江苏省医院药学品管圈大赛开幕式

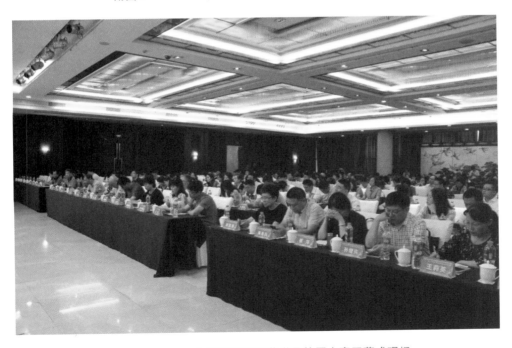

附图2.58　2018年江苏省医院药学品管圈大赛开幕式现场

结合临床,服务临床,立足临床,有为才有位。

　　　　　　　　　　　　　　　——盐城市第三人民医院"启钥圈"　张海军

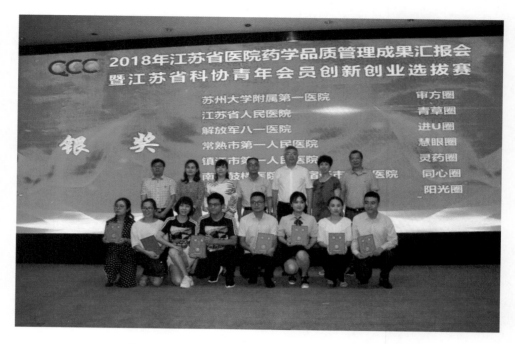

附图2.59　2018年江苏省医院药学品管圈大赛颁奖

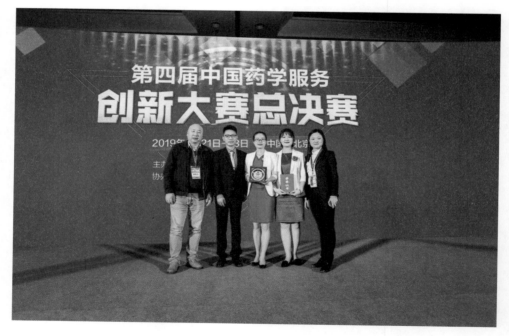

附图2.60　2019江苏省中医院"百草圈"在第四届全国药学服务创新决赛中喜获三等奖

心手圈的药师们一路走来,心连心、手拉手,共建品质药房。QCC伴我们成长进步。

——盐城市中医院"心手圈"　李海燕

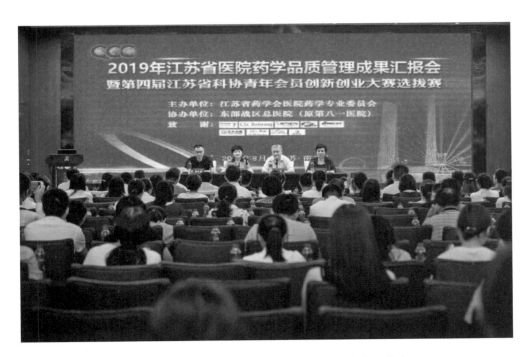

附图2.61　2019年江苏省医院药学品管圈大赛开幕式

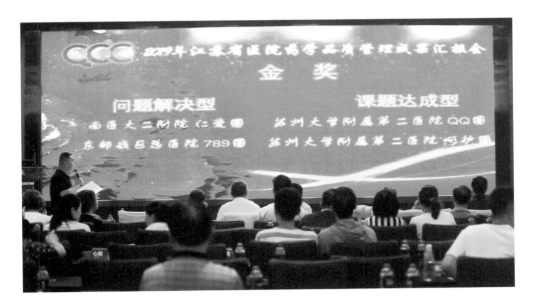

附图2.62　2019年江苏省医院药学品管圈大赛颁奖

诚心相待,携手共进,不负韶华,不负使命,新时代新药师,好品管优服务。

——盐城市中医院"心手圈"　蒋东

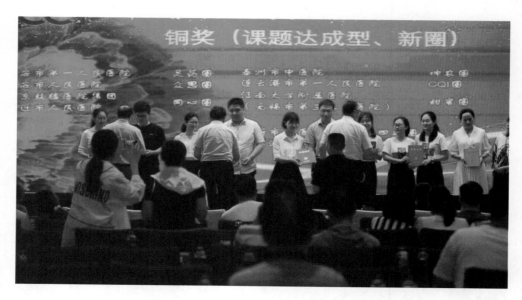

附图2.63　2019年江苏省医院药学品管圈大赛颁奖仪式

同心山成玉,携手土变金,我们心手相连,共同进步,建品质药房,创优质服务。

——盐城市中医院"心手圈"　李伟

附录3　圈员手绘画

　　《圈员手绘画》是本书中最绚丽多彩的一面，所有图画皆为圈员的原创作品。一张张涂鸦、一幅幅精绘，题材丰富、形式多样，它们组成了各圈文化独特的气质。实际上，在最初收集专辑素材时，也曾收集了大量的圈徽图片，而圈徽图片也是彰显圈文化的重要元素之一，但是因时隔太久，一部分图片像素太低，达不到出版要求，无奈之中只能选择整体放弃，所幸还有这些圈员手绘画可以供我们细细观赏、慢慢体味。

　　《圈员手绘画》的设计初衷是给多才多艺的圈员们留一方展现的舞台，将他们心中对品管圈活动的理解、感思等不可视的部分，用可视的图形和色彩描绘出来，既可以是一棵树、一朵花，也可以是一个人、一件事……心灵性慧、随感而发，用真实的情感来构建江苏省医院药学品管圈的质感。"笔底春风挥不尽，东涂西抹总开花。"这些图画使江苏省医院药学品管圈项目不再是一个生硬的坐标，而是一个充满温度、洋溢着无限生机的活力源泉！

　　圈员通过品管圈活动，相互启发，积极沟通，提出创意及构想，可以促使个性张扬、潜能发挥，营造愉快的工作氛围，能够有效、有序地解决问题。

——盐城市第三人民医院"石源圈"　张敏

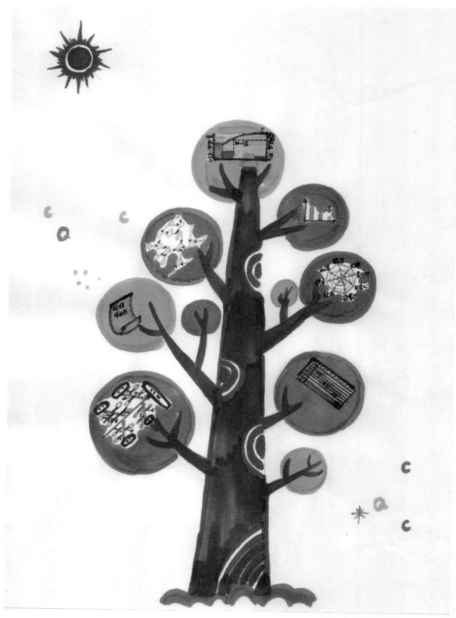

附图3.1 中国人民解放军第八一医院药剂科"进U圈" 王菁平

共同发现问题,头脑风暴,拟定对策,不但提高了圈员解决问题的能力,还增进了彼此间的默契度。

——盐城市第三人民医院"阳光圈" 陈璐

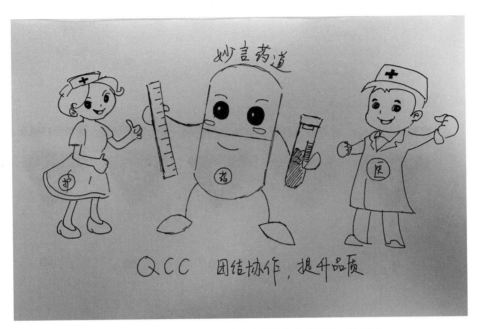

附图3.2　南京鼓楼医院药学部"妙言药道圈"　罗雪梅

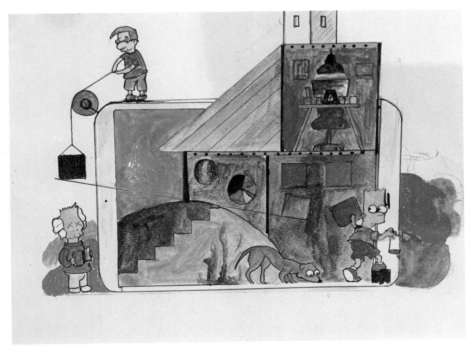

附图3.3　无锡市人民医院药剂科"火炬圈"　周晓

　　品管圈活动的开展对集体而言,可谓一笔无形的财富,对个人而言,更是一个富有挑战性,自我提升的好机会,亦是人生价值的体现。

——东台市人民医院"集思圈"圈员

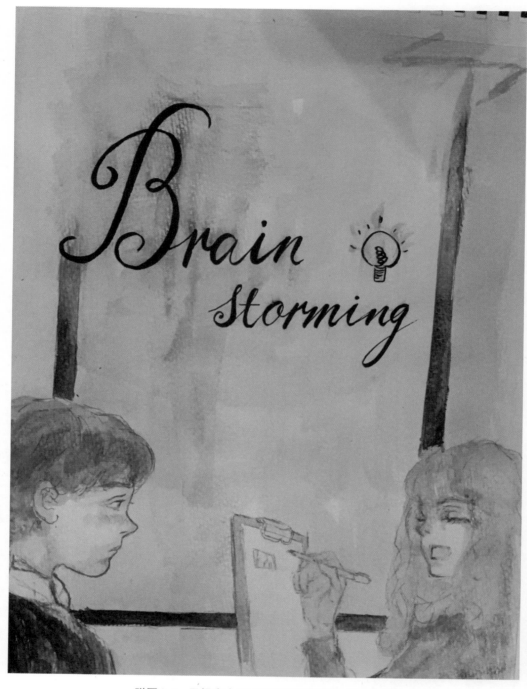

附图3.4 无锡市人民医院药剂科"蜜蜂圈" 宋晴

　　采用品管圈活动的形式来处理解决自己身边的问题，使我们对品管圈活动本身有了更深入的了解，也使得我们的药学工作按PDCA循环实现持续质量改进。

——东台市人民医院"集思圈"圈员

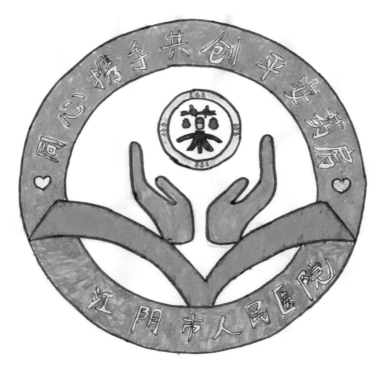

附图3.5　江阴市人民医院门诊药房"同心圈"　梅小芬

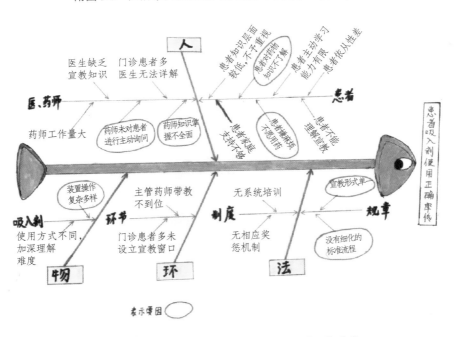

附图3.6　江阴市人民医院门诊药房"同心圈"　梅小芬

创新质量管理成就好科室,开拓品管工具成就好药师。

——东台市人民医院"集思圈"圈员

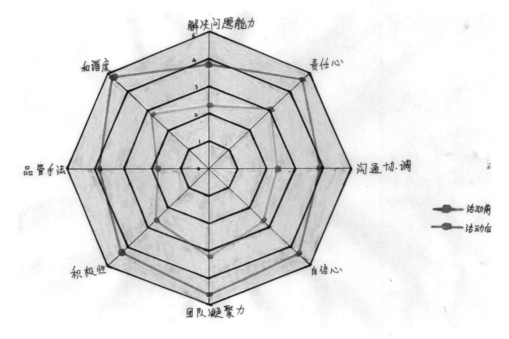

附图3.7　江阴市人民医院门诊药房"同心圈"　梅小芬

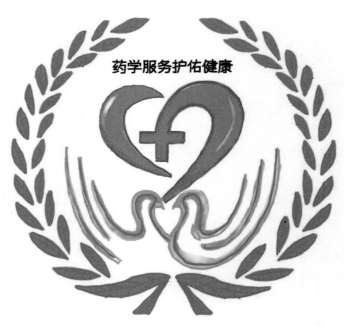

附图3.8　无锡市第三人民医院临床药学"甜蜜圈"　宋金方

越努力,越幸运。努力成为想象中的那个自己!

——南通大学附属医院药学研究室"三色圈"　姚燕

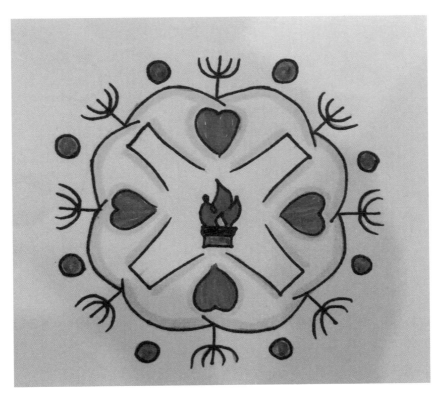

附图3.9　无锡市第三人民医院药学部"蒲公英圈"　王莉莉

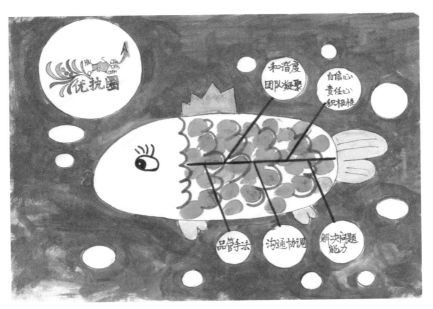

附图3.10　无锡市江南大学附属医院(原无锡市第四人民医院)药学部"优抗圈"　杨燕华

促进圈员之间互相信任、理解和配合,在展示能力的过程中增加成就感,获得自信心,更好地实现个人价值。

——盐城市第三人民医院　成莉

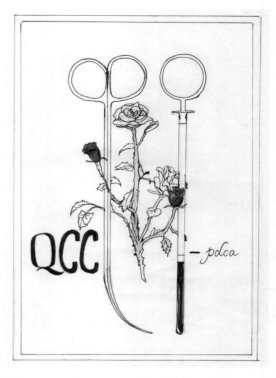

附图3.11　无锡市人民医院药剂科"火炬圈"　张碧瑶

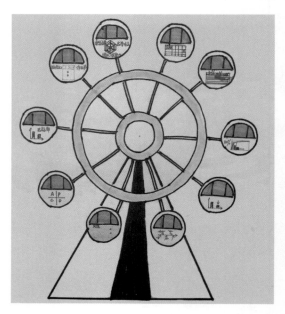

附图3.12　无锡市惠山区人民医院药剂科"惠心圈"　冯俊逸

不忘初心，方得始终。做一名出色的医务工作者！

——南通大学附属医院药学研究室"三色圈"　吴雯仪

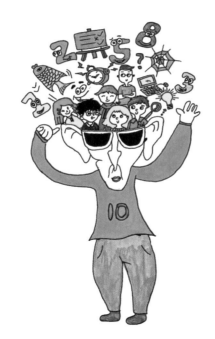

附图3.13 镇江市中西医结合医院药械科"百草圈" 严楚

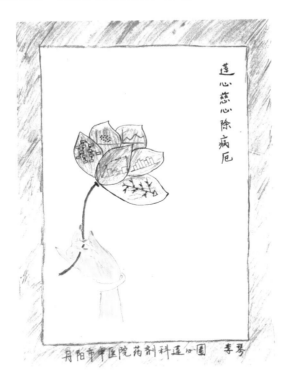

附图3.14 丹阳市中医院药剂科"莲心圈" 李琴

以认真专业理念做好药学服务,确保患者安全用药、精准用药。

——南通大学附属医院药学研究室"三色圈" 沈佳雯

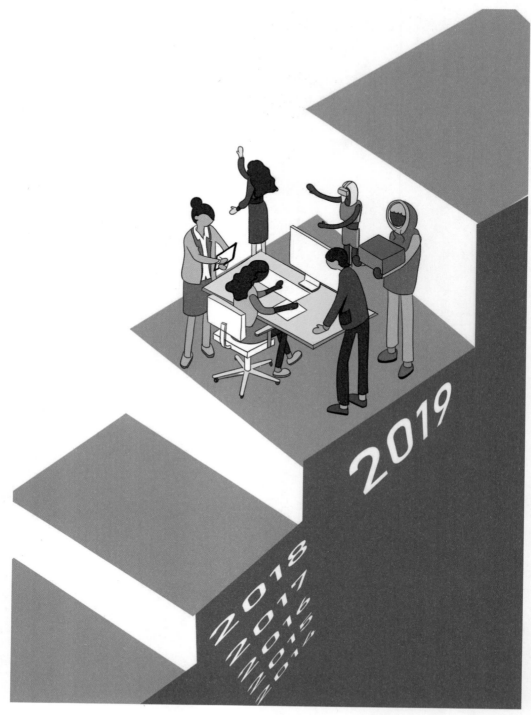

附图3.15 扬中市人民医院"绿叶圈" 徐鹤鸣

药患同心,健康同行。

——南通大学附属医院门诊药房"清药圈" 施霞

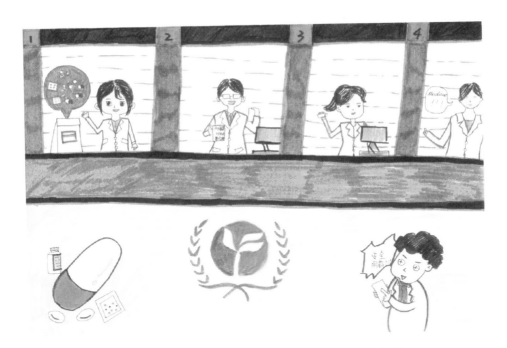

附图3.16　句容市人民医院门诊药房"药服圈"　巫媛毓

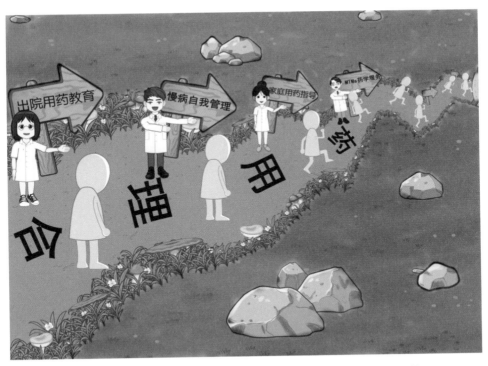

附图3.17　镇江市第一人民医院药剂科临床药学室"灵药圈"　袁梦

　　有那么一群人,为了工作中的一个问题,八仙过海,各显神通。解决了,总结,再去寻找下一个问题。

——南通大学附属医院门诊药房"清药圈"　张树梅

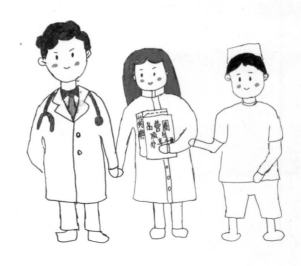

附图3.18 镇江市第一人民医院药剂科病区药房"携手圈" 陈嘉欣

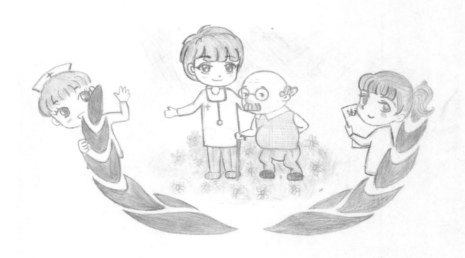

附图3.19 镇江市第一人民医院新区分院药剂科"朋友圈" 孙萌

圈,就是一群人围坐在一起;圈,就是一个一个问题;圈,就是解决问题的过程。

——南通大学附属医院门诊药房"清药圈" 张树梅

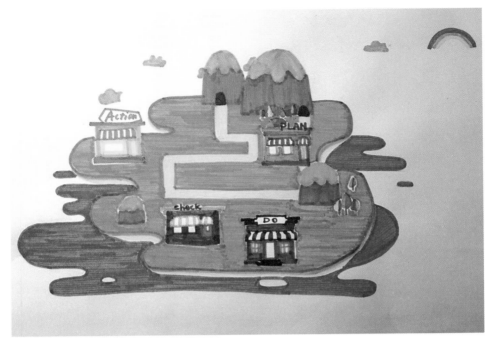

附图3.20　镇江市第一人民医院门诊药房"钥匙圈"　谈德斐

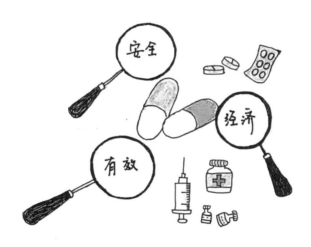

附图3.21　丹阳市人民医院药学部"求实圈"　张瑶

工欲善其事,必先利其器。以品管利刃,一路披荆斩棘!

——南通大学附属医院病区药房"集思圈"　张莉

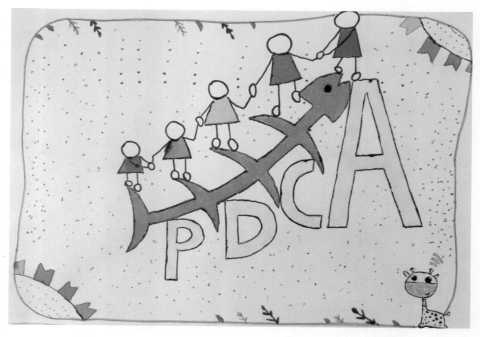

附图3.22　句容市人民医院药剂科临床药学室"容药圈"　巫睿轩

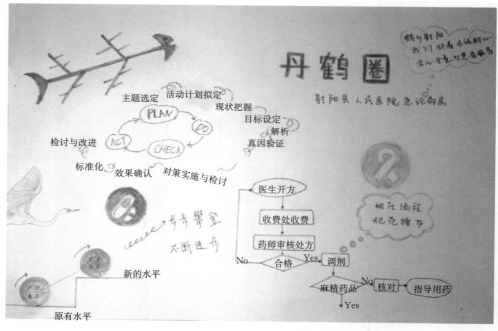

附图3.23　射阳县人民医院急诊药房"丹鹤圈"　柳晔

集众思,广忠益。

——南通大学附属医院病区药房"集思圈"　潘玲玲

勇立潮头 扬帆前行:江苏省医院品质管理十周年专辑

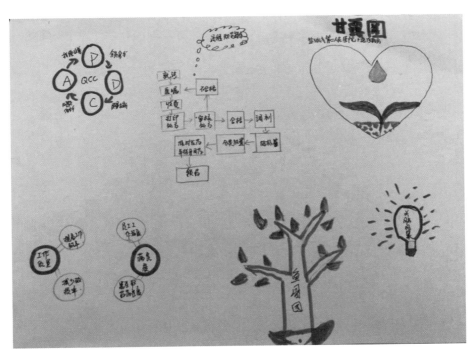

附图3.24 盐城市第二人民医院门诊药房"甘露圈" 陈明桃

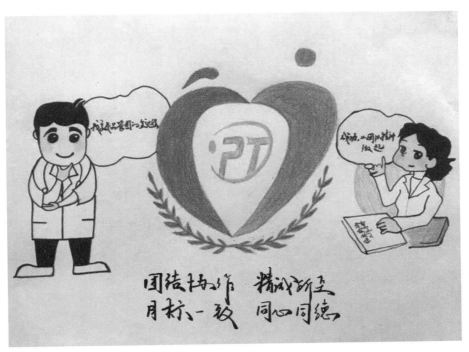

附图3.25 东台市人民医院临床药学室"PT圈" 许霉娟

专注品质,用心服务。

——南通大学附属医院临床药学室"品尚圈" 殷晓芹

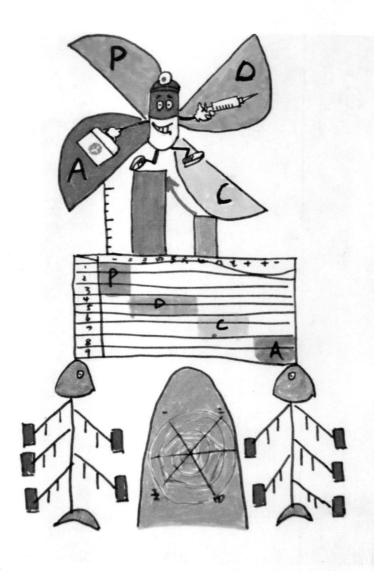

附图3.26　盐城市第一人民医院药学部门诊药房"细流圈"　蔡云清

十年品管路漫漫，左题解，右课达。圈遍通城，尽数显芳华。欲登高峰摘桂冠，善用手法主题佳。

——南通大学附属医院临床药学室"品尚圈"　殷晓芹

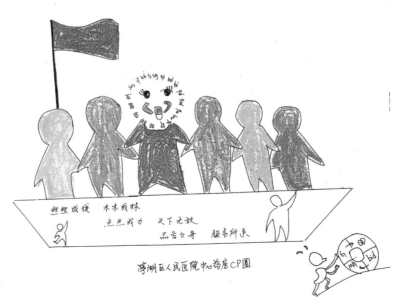

附图3.27　盐城市亭湖区人民医院住院药房"CP圈"　沈斯雯

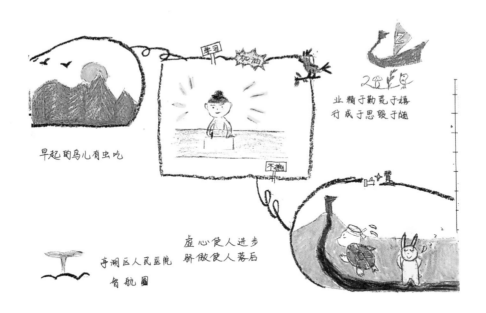

附图3.28　盐城市亭湖区人民医院门诊药房"智航圈"　孙玉杰

时光如水，忆往昔峥嵘岁月；岁月如歌，看今朝再谱新篇。

——南通大学附属医院临床药学室"品尚圈"　李文玲

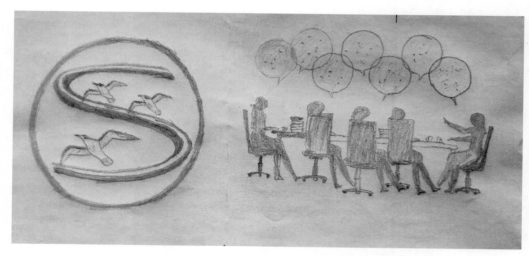

附图3.29　海安市人民医院"众思圈"　徐建华

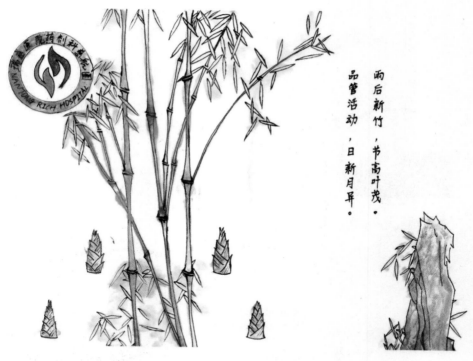

雨后新竹，节高叶茂。

品管活动，日新月异。

附图3.30　南通瑞慈医院药剂科"慈航圈"　葛夏萍

张灯结彩欢庆十年,齐心协力共谱新篇。

——南通大学附属医院临床药学室"品尚圈"　李文玲

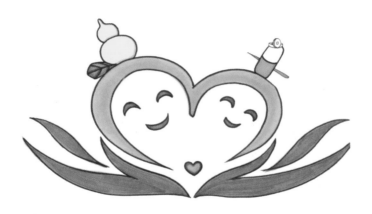

附图3.31　如东县中医院病区药房"甜恬圈"　桑银花

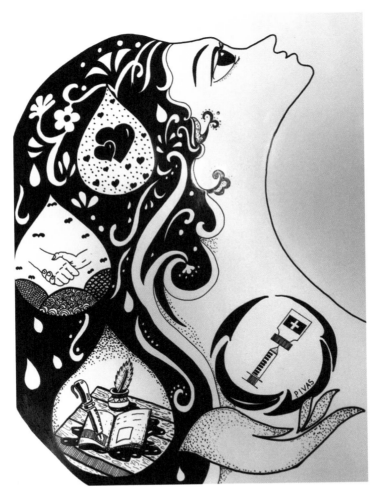

附图3.32　南通市肿瘤医院药剂科"源圈"　王云霞

如同磁铁吸引四周铁粉,品管圈亦能吸引药师改善周围医疗环境的不足。

——启东市中医院临床药学部门"水滴圈"　任艳

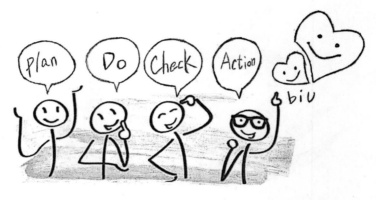

附图3.33　启东市中医院临床药学部门"水滴圈"　任艳

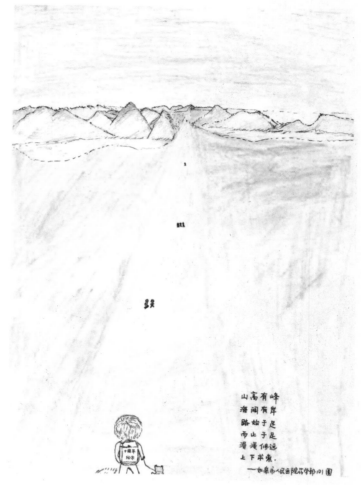

附图3.34　如皋市人民医院药剂科"101圈"　柳文

人命至重,有贵千金,不忘初心,砥砺前行,不驰空想,不骛虚声。

——启东市中医院中药房"千金圈"　谈聪

勇立潮头　扬帆前行：江苏省医院品质管理十周年专辑

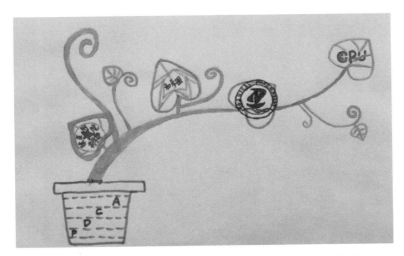

附图3.35 常州市第二人民医院药学部"闻药圈" 圈员代表

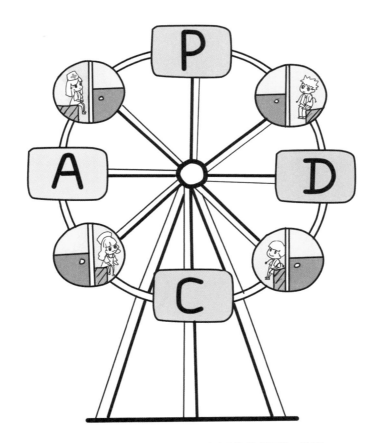

附图3.36 邳州市中医院中药房"蒲公英圈" 柏丽

从最初一无所知,到现在能熟练运用各种品管手法,品管圈伴我一路成长。

——海门市人民医院临床药学室"携手圈" 张圆圆

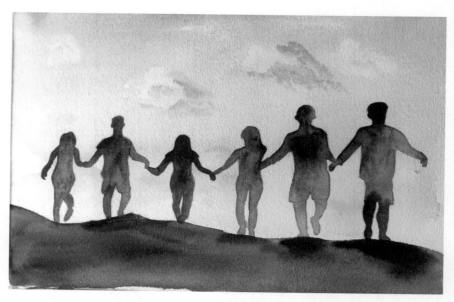

附图3.37　常州市第四人民医院静脉药物配置中心"蜜蜂圈"　王丽

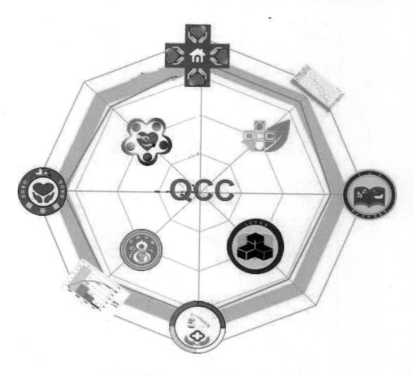

附图3.38　新沂市中医医院药剂科"四新圈"　黄晓雯

十年品管峥嵘路,百年药学树新风!

——南通市肿瘤医院药剂科"源圈"　钱骅

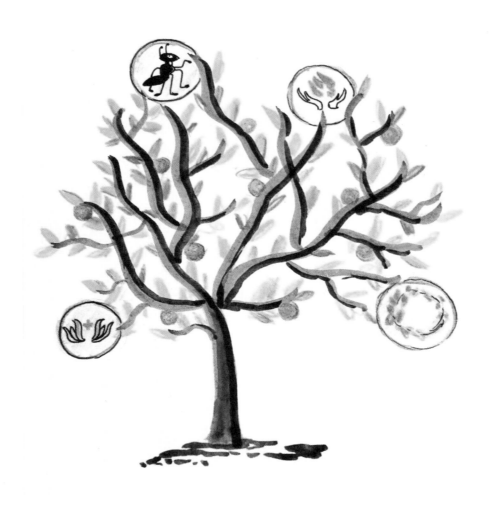

附图3.39 常州市第一人民医院药事科 李菁

因有初心,我们披星戴月,只争朝夕! 因有使命,我们义无反顾,勇往直前!
——如东县中医院病区药房"甜恬圈" 桑银花

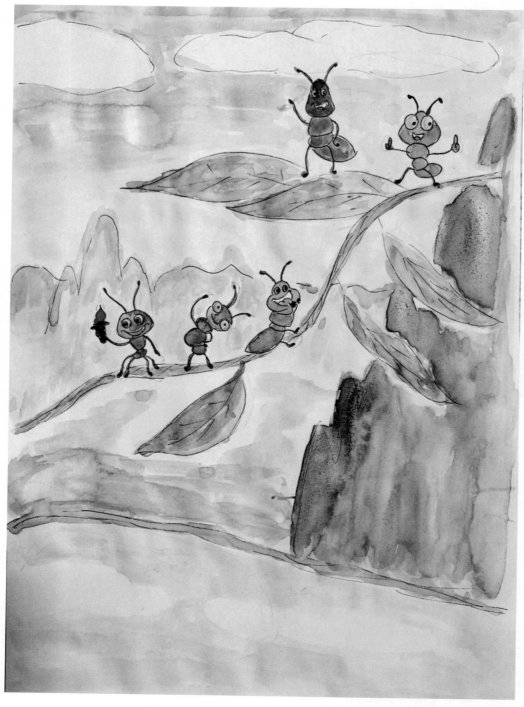

附图3.40　常州市第一人民医院药事科　李菁

品管圈进程中的困难、疑惑是一次次对自己的挑战，愿"修治圈"越走越远。

——如皋市中医院药剂科"修治圈"　陈菲

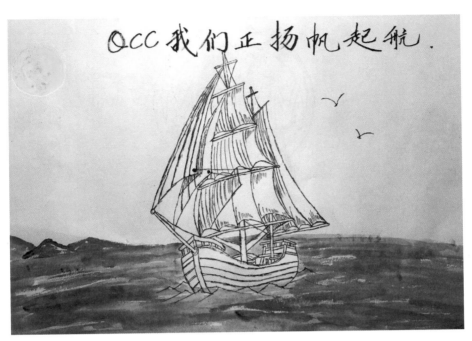

附图3.41 徐州市妇幼保健院药事科"爱莲圈" 许亚洲

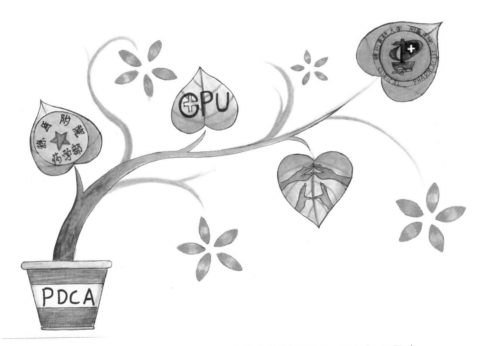

附图3.42 徐州医科大学附属医院药学部"启航圈" 刘志东、王凤珍

我们曾经迷惘,曾经困惑,曾经顿悟,曾经收获,而此刻"胶囊圈"正走向未来。
——如皋市中医院药剂科"胶囊圈" 徐亚南

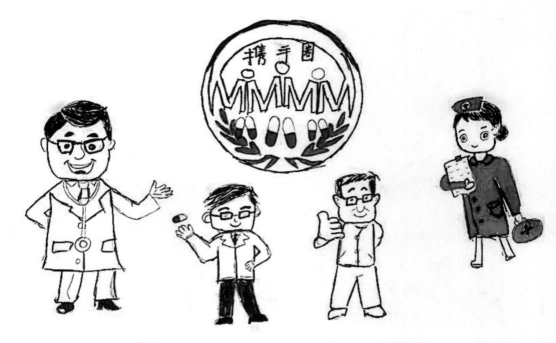

附图3.43　淮安市第一人民医院药学部"携手圈"　李丹

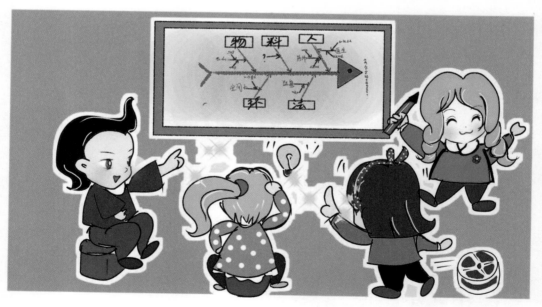

附图3.44　淮安市第二人民医院药学部"春泥圈"　乔雪丽

十年芳华,共筑精彩,和努力的人一起追逐梦想,流年笑掷,来日可期!

——南通瑞慈医院药剂科"慈航圈"　唐艳春

往往
只差一步

often
only a step

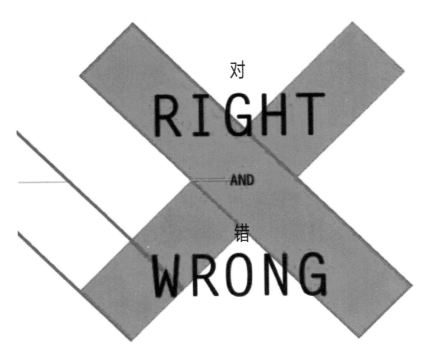

附图3.45　淮安市第一人民医院药学部"灵药圈"　张赟

以品管为舵,激扬慈航风帆。奉初心为本,砥砺药学峰嶂! 志之所趋,无远弗届!
——南通瑞慈医院药剂科"慈航圈"　陈树键

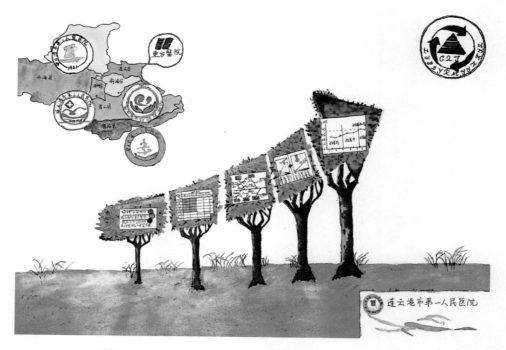

附图3.46　连云港市第一人民医院药学部"CQI圈"　张盼盼

同心协力优服务,携手共进创未来,患者健康是首位,时刻牢记在心中。

——盐城市中医院"心手圈"　谷敏